危重症
护理技术操作规范

主　编　徐凤玲

副主编　陶方萍　秦玉荣　罗　曼　潘爱红

编　委（按姓氏笔画排序）

丁　燕　方秀花　付　红　白冬梅

朱　瑞　刘　钢　吕梅叶　宋云凤

罗　曼　姜　波　姚秀英　秦玉荣

秦寒枝　袁莉萍　贾雪丽　徐凤玲

高业兰　高学兰　郭秀荣　唐丽玲

陶方萍　彭雅琴　程立新　蔡月红

潘爱红

中国科学技术大学出版社

内 容 简 介

　　本书由安徽省护理学会重症护理专业委员会组织编写,目的在于通过对目前与危重症护理相关的专科技术操作和部分基础技术操作进行循证、归纳和总结,并结合重症医学和危重症护理学的前沿知识及研究成果,进一步对危重症护理技术操作进行规范阐释。全书共5章,分别为呼吸系统护理技术、循环系统护理技术、神经系统护理技术、消化系统护理技术及基础护理监测技术。每一项护理技术都围绕操作的概念、目的、核心步骤、注意事项、评分细则及标准等方面进行介绍。

　　本书以危重症病人为中心,以危重症护理技术操作为主线,内容全面、知识点新、指导性强,可作为从事危重症相关护理工作人员的临床实践、培训考核指导用书。

图书在版编目(CIP)数据

危重症护理技术操作规范/徐凤玲主编. —合肥:中国科学技术大学出版社,2020.6
ISBN 978-7-312-04790-9

Ⅰ. 危… Ⅱ. 徐… Ⅲ. ①急性病—护理学—技术规范 ②险症—护理学—技术规范
Ⅳ. R472.2-65

中国版本图书馆 CIP 数据核字(2019)第 207997 号

出版	中国科学技术大学出版社
	安徽省合肥市金寨路 96 号,230026
	http://press.ustc.edu.cn
	https://zgkxjsdxcbs.tmall.com
印刷	合肥市宏基印刷有限公司
发行	中国科学技术大学出版社
经销	全国新华书店
开本	787 mm×1092 mm 1/16
印张	11.75
字数	271 千
版次	2020 年 6 月第 1 版
印次	2020 年 6 月第 1 次印刷
定价	38.00 元

序

19世纪中叶,南丁格尔在医院手术室旁设立手术后病人恢复病房,为病人在接受护理时提供住所,这不但被称为护理学和医院管理上的革命,也被认为是重症医学科(ICU)的起源。1991年,原卫生部将ICU病房建立与否作为等级医院的评审标准之一,拉开了中国重症医学建设与发展的序幕。2005年3月,中华医学会重症医学分会的成立标志着我国重症医学发展进入了崭新的阶段。中华医学会重症医学分会在2015年开展的全国普查结果显示,全国已设置重症医学科的二级甲等及以上医院为3308家,ICU病房数为10074个,全国ICU医师执业人员增加到63605人,ICU护士执业人员超过10万人;ICU现已成为医院危重病人的抢救中心。2006年,中华医学会重症监护分会制定了《中国重症加强治疗病房建设与管理指南》,在ICU病房的建设、管理、设备配置、收治范围等方面提出要求,旨在促进我国重症医学的发展,规范我国医疗机构ICU的组织与管理。ICU的监护、诊疗、护理水平已成为衡量一个医院整体水平的重要标志。

随着重症医学的发展,预计未来几十年,全球对重症医疗服务的需求还将快速增长。危重症护理作为重症医学必不可少的组成部分,在医院日常医疗、教学和科研工作中占有重要的地位。近两年,重症护理的蓬勃发展也对ICU护士的专业能力提出了更高的要求:具有扎实的专业理论知识、精湛的监护急救技术、良好的心理素质和沟通技巧、敏锐的观察和应急能力。为进一步提高临床危重症病人的护理质量,强化重症监护护士的专业能力,安徽省护理学会重症护理专业委员会结合临床工作经验,编写了《危重症护理技术操作规范》。

本书与其他同类图书相比,内容全面、流程清晰、操作实用。该书通过对重症监护所涉及的呼吸系统、循环系统、神经系统、消化系统以及基础护理等方面的监测技术进行系统介绍,对相关流程进行总结,阐明了临床危重症护理技术操作的重点和难点,内容深入浅出,具有很强的实用性和可操作性,为 ICU 的临床护理、教学工作提供了参考和依据。衷心希望该书的出版能为安徽省乃至全国的危重症护理技术提供操作标准,规范相应的临床技术。

安徽省护理学会理事长

2020 年 3 月

前　言

　　本书由安徽省护理学会重症护理专业委员会组织编写,目的在于通过对目前与危重症护理相关的专科技术操作和部分基础技术操作进行循证、归纳和总结,并结合重症医学和危重症护理学的前沿知识及研究成果,进一步对危重症护理技术操作进行规范阐释。全书共 5 章,分别为呼吸系统护理技术、循环系统护理技术、神经系统护理技术、消化系统护理技术及基础护理监测技术。每一项护理技术都围绕操作的概念、目的、核心步骤、注意事项、评分细则及标准等方面进行介绍。

　　本书以危重症病人为中心,以危重症护理技术操作为主线,内容全面、知识点新、指导性强,可作为从事危重症相关护理工作人员的临床实践、培训考核指导用书。

　　本书编写人员均为安徽省护理学会重症护理专业委员会委员。本书由安徽医科大学第一附属医院重症医学科科护士长、中华护理学会重症护理专业委员会委员、安徽省护理学会重症护理专业委员会主任委员徐凤玲副主任护师主编,陶方萍(副主任护师)、秦玉荣(副主任护师)、罗曼(副主任护师)、潘爱红(主任护师)任副主编。

　　由于时间仓促,加之水平有限,不足之处在所难免,恳请读者批评指正。

编　者

2020 年 3 月

目　　录

第一章 呼吸系统护理技术

第一节 口咽通气道放置技术

口咽通气道是一种非气管导管性通气管道,口咽通气道放置技术是一种将后坠的舌根与口厌后壁分开,保持呼吸道通畅的简单、快捷的方法。其操作简便,易于掌握,不需要特殊器械就能在数秒内迅速开放气道。

一、目的

1. 防止舌后坠,开放气道,改善通气。
2. 利于吸痰,保持呼吸道通畅。

二、核心操作步骤

---

1. 护士准备。
2. 环境准备。
3. 用物准备。
4. 病人评估:
(1) 评估病人病情、意识状态、生命体征、吸氧浓度。
(2) 评估病人有无口腔、咽部及气道分泌物,有无义齿、牙齿松动、黏膜破损及舌后坠情况。
(3) 评估病人有无口咽通气道放置禁忌证。
(4) 评估病人门齿至耳垂或下颌角的距离(即口咽通气道的长度),口咽通气道的宽度以能接触上颌和下颌的 2～3 颗牙齿为最佳,以此选择合适型号的口咽通气道

---

1. 正确核对病人信息,解释操作目的,取得配合。
2. 清理口腔及咽部分泌物,必要时吸痰。
3. 放平床头,取平卧位,使病人头略后仰。
4. 操作者戴手套,使用压舌板压制舌体,暴露咽喉部。
5. 选择适当的方法放置:
(1) 顺插法:在压舌板的协助下,将口咽通气管的咽弯曲部沿舌面顺势送至上咽部,将舌根与口咽后壁分开,加大舌根与咽喉壁空间,保持呼吸道通畅。
(2) 反转法:口咽通气道的咽弯曲部朝上插入口腔,当其前端接近口咽部后壁时(已通过悬雍垂),将其旋转180°成正位,并向下推送使口咽通气道末端压住舌根,抵住口咽壁,放置于口腔中央位置,将舌根与咽后壁分开,使下咽部到声门的气道通畅,解除气道梗阻。
6. 检查口咽通气道位置是否正确(口咽管前端在会厌上舌根处),管道是否通畅。
7. 检查口腔内牙齿有无脱落,防止舌与唇夹在牙齿和口咽通气道之间。
8. 妥善固定。
9. 使用过程中及时清理呼吸道分泌物,保持气道通畅,防止误吸、窒息等并发症。
10. 整理床单位,取舒适体位,交代注意事项

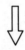

1. 处置用物。
2. 洗手,记录

三、注意事项

1. 根据病人门齿到耳垂或下颌角的距离选择合适型号的口咽通气道。
2. 牙齿松动病人,插管或更换口咽通气道前后应观察有无牙齿脱落。
3. 昏迷病人将其头后仰,使口张开后再置入口咽通气道,避免粗暴动作导致牙齿脱落或牙龈出血。
4. 口咽通气道持续放置于口腔内时,每2～3 h更换一次放置位置,防止口腔内组织损伤;注意保持口腔卫生,每4～6 h清洁口腔一次,每天更换口咽通气道一次,防止痰痂堵塞。
5. 定时检查口咽通气道是否在位,避免管道脱出或下移影响使用效果。
6. 口腔内上、下颌骨创伤,咽部气道占位性病变,咽部有异物者禁止使用口咽通气道。

四、评分细则及标准

表 1.1　口咽通气道放置技术操作评分细则及标准

项目	评分细则	分值	评分标准
操作前准备（20分）	护士准备：着装整洁，洗手，戴口罩、帽子	2	一项不符合要求扣0.5分
	环境准备：安静整洁，光线充足	2	未评估环境扣2分，评估不符合要求扣1分
	用物准备：合适型号的口咽通气道、开口器（必要时）、压舌板、纱布、胶布、手套、吸痰用物、手电筒、听诊器、弯盘	5	缺一用物扣0.5分
	病人评估： (1) 评估病人病情、意识状态、生命体征、吸氧浓度。 (2) 评估病人有无口腔、咽部及气道分泌物，有无义齿、牙齿松动、黏膜破损及舌后坠情况。 (3) 评估病人有无口咽通气道放置禁忌证。 (4) 评估病人门齿至耳垂或下颌角的距离，口咽通气道的宽度以能接触上颌和下颌的2～3颗牙齿为最佳，以此选择合适型号的口咽通气道	11	未评估禁忌证扣2分，其他一项不符合要求扣3分
操作方法与程序（70分）	洗手	1	未洗手不得分，洗手不标准扣0.5分
	携用物到床旁，核对病人信息，解释操作目的，取得配合	4	未核对病人信息、未解释操作目的各扣2分
	放平床头，协助病人取平卧位，头略后仰	6	一处不符合要求扣2分
	检查口腔，取出活动义齿，清除口腔分泌物，保持呼吸道通畅	4	未检查口腔扣2分 未取出义齿扣1分 未清理口腔扣1分
	戴手套，使用压舌板压制舌体，暴露咽喉部。对于意识不清、不配合者，一只手用开口器将病人的上唇、齿与下唇、齿分开，另一只手将口咽通气道从臼齿处插入，操作时注意动作轻柔、准确。选择适当的方法放置（① 顺插法；② 反转法）	20	未戴手套扣5分 手法粗暴扣5分 方法不正确扣10分
	测试是否通畅：以手掌放于通气管外侧，于呼气期感觉是否有气流逸出，或以少许棉絮放于通气管外，观察其运动幅度。观察胸壁运动幅度和听诊双肺呼吸音	6	未测试不得分 一处不符合要求扣2分
	观察牙齿有无松动、脱落，口腔黏膜有无破损，防止舌或唇夹于牙和口咽通气道之间	4	一处不符合要求扣2分
	用两条长胶布固定口咽通气道：第一条胶布的一端固定于右侧面颊部，然后绕口咽通气管1周后固定于右侧面颊部。第二条胶布以相同方法固定于左侧面颊部	6	未固定不得分 一处不符合要求扣3分

项目	评分细则	分值	评分标准
	及时吸痰,清理呼吸道,防止误吸、窒息。严密观察病人病情变化,随时记录。备好各种抢救物品和器械	9	一处不符合要求扣3分
	整理床单位,协助病人取舒适体位,交代注意事项	6	未整理床单位扣2分 病人卧位不舒适扣2分 未交代注意事项扣2分
	处置用物,洗手,记录	4	用物处置不符合要求扣2分 未洗手、未记录各扣1分
综合评价(10分)	关爱病人,体现以病人为中心的服务理念	2	未能体现关爱病人扣2分
	操作熟练、流畅	4	操作不熟练扣2分、不规范扣2分
	准确、有效沟通	2	未有效沟通扣2分
	应答切题、流畅	2	回答不正确扣2分,回答不完整扣1分

危重症护理技术操作规范

参 考 文 献

[1] 麻醉和呼吸设备口咽通气道:YY/T 0977 — 2016[S].2016.

(潘爱红 宋云凤)

第二节 人工气道吸痰技术

人工气道吸痰技术是利用负压吸引的原理,用导管经人工气道将呼吸道分泌物吸出,以保持呼吸道通畅、改善通气、预防感染的一种方法。建立人工气道后的病人,因会厌失去作用,咳嗽反射的完整性(刺激、吸气、屏气、咳出)在一定程度上遭到破坏,分泌物不易咳出,及时有效地清除气道内的分泌物对疾病的转归将产生重要影响。因此,人工气道吸痰技术是清除气道内分泌物的一种重要方法,是气道管理中重要的技术之一。

一、目的

1. 清除呼吸道分泌物,保持呼吸道通畅。
2. 促进呼吸功能恢复,改善肺部通气。
3. 预防肺部感染。
4. 获取化验标本。

二、核心操作步骤

1. 护士准备。
2. 环境准备。
3. 用物准备。
4. 病人评估：
（1）评估病人病情、意识状态、生命体征、缺氧程度。
（2）评估吸痰指征：听诊肺部闻及痰鸣音，或气道内有可见分泌物，或经皮血氧饱和度降低，或呼吸机高压报警等。
（3）评估人工气道：气管切开套管/气管插管型号、深度、固定情况、气囊压力等。
（4）评估病人口、鼻腔有无分泌物。
（5）对于清醒病人，评估其心理状态、合作程度、需求

1. 正确核对病人信息，解释操作目的，取得配合。
2. 吸痰前提高病人氧流量（使用呼吸机的病人给予 2 min 纯氧）。
3. 根据病人情况叩背：叩背时病人取坐位或者侧卧位，操作者将手固定成背隆掌空状（即手背隆起，手掌中空，手指弯曲，拇指紧靠食指），有节奏地从肺底自下而上、由外向内轻轻进行叩击，叩击幅度 80 cm（指尖距胸壁），叩击频率为 2~5 次/秒，每个治疗部位叩击时间为 3~5 min。
4. 根据病人情况，选择合适负压。
5. 用无菌技术打开吸痰包，戴无菌手套，持吸痰管的手不被污染，试吸少量生理盐水，检查管路是否通畅，润滑导管前端。
6. 吸痰前分离呼吸机或吸氧导管，并将其放在吸痰包中的一次性无菌治疗巾上，避免污染呼吸机管道及吸氧管前端。
7. 吸痰管零负压插入人工气道内，遇到阻力或病人出现呛咳时，向外提出 1 cm，开放负压，旋转向上提拉吸痰管，吸痰时间小于 15 s。
8. 吸痰同时注意观察病人面色、生命体征、血氧饱和度（SpO_2）情况及痰液的颜色、性状和量。
9. 吸痰后立即予高浓度吸氧（使用呼吸机的病人给予 2 min 纯氧），冲洗管道，根据病人情况，更换吸痰管重复吸引，以同法吸出口、鼻腔内分泌物。
10. 吸痰完毕后，分离吸痰管，关闭负压吸引装置。
11. 擦拭病人口、鼻，评估吸痰效果及有无吸痰并发症，恢复氧流量至先前水平。
12. 整理床单位，取舒适体位，交代注意事项

> 1. 处置用物。
> 2. 洗手,记录

三、注意事项

1. 吸痰前,检查吸引器性能是否良好,连接是否正确。

2. 严格贯彻无菌操作原则。吸痰顺序为先人工气道,再口腔后鼻腔,每次吸痰均应更换吸痰管。

3. 选择合适吸痰管。吸痰管型号(直径)小于气管插管直径的 50%,婴儿应小于 70%。

4. 吸痰前后均应提高氧浓度。使用呼吸机的病人,吸痰前后给予 2 min 纯氧,以免发生低氧血症。痰液较多需要重复吸引时,应间隔 3~5 min,病人耐受后再进行。

5. 防止呼吸道黏膜损伤。选择合适的负压,达到低压力有效吸引。成人小于 150 mmHg,新生儿为 80~100 mmHg。吸痰动作应轻柔,每次吸痰时间小于 15 s。

6. 痰液黏稠时,可配合叩击、雾化吸入来提高吸痰效果。

7. 吸痰过程中应密切观察病人面色、生命体征、血氧饱和度变化,同时观察痰液的颜色、量、性状,结束后评价吸痰效果。

8. 储液瓶内液体达瓶总容量的 2/3 时及时倾倒。

四、评分细则及标准

表 1.2　人工气道吸痰技术操作评分细则及标准

项目	评分细则	分值	评分标准
操作前准备(20分)	护士准备:着装整洁,洗手,戴口罩、帽子	2	一项不符合要求扣 0.5 分
	环境准备:安静整洁,光线充足	2	未评估扣 2 分,不符合要求扣 1 分
	用物准备:电动吸引器或中心吸引装置、治疗盘(盘内有盛有无菌生理盐水的治疗碗、试吸罐、冲洗罐)、气囊压力监测表、一次性吸痰包、压舌板、手电筒、听诊器、清洁纸巾、弯盘	6	少一用物扣 0.6 分
	病人评估: (1) 评估病人病情、意识状态、生命体征、缺氧程度。 (2) 评估吸痰指征:听诊肺部闻及痰鸣音,或气道内有可见分泌物,或经皮血氧饱和度降低,或呼吸机高压报警等。	10	

项目	评分细则	分值	评分标准
	（3）评估人工气道：气管切开套管/气管插管型号、深度、固定情况、气囊压力等。 （4）评估病人口、鼻腔有无分泌物。 （5）对于清醒病人，评估其心理状态、合作程度、需求		未评估吸痰指征扣4分 其余一项不符合要求扣0.5分
操作方法与程序（70分）	洗手	1	未洗手扣1分，洗手不规范扣0.5分
	携用物至病人床旁，核对病人信息，解释操作目的，取得配合	4	未核对病人信息、未解释操作目的扣2分 核对、解释不符合要求各扣1分
	根据病人情况取合适体位进行叩背（洗手）	5	一项不符合要求扣2分 未洗手扣1分
	适当调高吸氧流量（带呼吸机病人给予2 min纯氧）	3	未调高氧流量扣3分
	调节负压（成人小于150 mmHg；小儿为80～100 mmHg）	4	未调节负压扣4分 调节负压不符合要求扣2分
	打开吸痰包，戴无菌手套后连接吸痰管，试吸少量生理盐水，检查导管是否通畅，润滑导管前端	9	吸痰管及手套污染各扣3分 未试吸扣3分
	将吸痰管插入人工气道内，遇阻力或病人咳嗽时，向外提出1 cm，旋转向上提拉负压吸引，每次时间少于15 s	12	吸痰管插入人工气道内不符合要求扣5分 吸痰手法不正确扣4分 吸痰时间不符合要求扣3分
	吸痰过程中观察病人的面色、生命体征、SpO₂情况及吸出痰液的性状、颜色、量	8	一项未观察扣2分
	适当调高吸氧流量（使用呼吸机的病人给予2 min纯氧）	4	未调高氧流量扣4分
	吸痰后冲管，根据病人情况重复吸引，必要时以同法吸出口鼻腔分泌物	4	吸痰后未冲管扣2分 口、鼻腔未吸引扣2分
	吸痰完毕分离吸痰管，关闭吸引器	2	一项未做到扣1分
	擦拭口、鼻处分泌物，评估吸痰效果及并发症，待SpO₂恢复后将氧流量调至先前水平	6	未清理口鼻部分泌物扣1分 吸痰效果未评估1.5分 未评估吸痰并发症1.5分 未将氧流量调至合理水平扣2分
	整理床单位，协助病人取舒适体位，交代注意事项	4	未整理床单位扣1分 病人卧位不舒适扣1分 未交代注意事项扣2分
	处置用物，洗手，记录	4	用物处置不符合要求扣2分 未洗手、未记录各扣1分

危重症护理技术操作规范

项目	评分细则	分值	评分标准
综合评价（10分）	关爱病人，体现以病人为中心的服务理念	2	未能体现关爱病人扣2分
	操作熟练、流畅，严格执行无菌技术操作。吸痰过程中严密观察病人病情变化	4	操作不熟练扣2分 违反无菌原则扣2分
	准确、有效沟通	2	未有效沟通扣2分
	应答切题、流畅	2	回答不出扣2分，回答不完整扣1分

参 考 文 献

[1] 李松梅,杜长虹,王懿宁,等.机械通气病人适宜吸痰初始负压的临床研究[J].护理研究,2019(5):904-906.

[2] 曾梁楠,江涌,陈超逸,等.吸痰深度对高血压脑出血气管切开病人血氧饱和度影响的研究[J].护理管理杂志,2019(7):514-516.

（徐凤玲　宋云凤）

第三节　经口气管插管口腔护理技术

经口气管插管是危重病人建立呼吸通道最常见的有效措施,插管后病人口腔长期处于开放状态,使唾液分泌减少,口腔黏膜干燥,同时由于气管插管和牙垫的阻挡,病人失去了吞咽功能,从而增加了清除口腔分泌物的难度,使大量牙菌斑聚集,细菌繁殖,易引起口腔溃疡、口臭等口腔并发症,以及发生呼吸机相关性肺炎（Ventilator Associated Pneumonia,VAP）,因此,制定并执行合理的口腔护理方案是预防口腔并发症及 VAP 的重要手段。

一、目的

1. 保持口腔清洁、湿润、舒适,预防口腔感染等并发症。
2. 清除牙菌斑及微生物,去除异味,保持口腔正常功能。
3. 观察口腔黏膜、舌苔的变化及有无特殊口腔气味,提供病情动态变化信息。

二、核心操作步骤

1. 护士准备。
2. 环境准备。
3. 用物准备。
4. 病人评估：
(1) 评估病人病情、年龄、生命体征、血氧饱和度、口鼻腔情况（黏膜完整性，有无牙齿松动及义齿，测试口腔 pH 值，选择合适口腔护理液）。
(2) 听诊肺部呼吸音，评估缺氧程度，气管插管型号、位置（深度）、固定及气囊压力情况。
(3) 评估病人进食情况、有无脱水等，对于肠内营养病人，暂停 15～30 min，必要时胃肠减压。
(4) 评估病人意识状态，对于清醒病人评估其心理状态、对疾病的情绪反应、合作程度、需要。
(5) 了解操作目的、方法、注意事项及操作要点

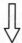

1. 正确核对病人信息，解释操作目的，取得配合。
2. 协助病人取合适体位，头偏向操作者，协助者站于操作者对侧。
3. 听诊双肺呼吸音，判断有无吸痰指征，按需清除人工气道及口、鼻腔分泌物。
4. 打开口腔护理包，将用物依次摆放在治疗盘内，将治疗巾铺于病人下颌处，弯盘置于治疗巾上，用口腔护理液浸湿棉球，清点棉球数量。
5. 解开气管插管固定胶布及固定带，检查固定部位皮肤情况（对于烦躁病人可暂时不揭开胶布）。一人作为助手用右手托住病人下颌，并以此为支点，用拇指、食指固定气管插管和牙垫。
6. 湿润病人口唇、口角，用手电筒仔细观察口腔黏膜及牙齿数目，注意有无松动牙齿（如有可用手术缝线固定、标记，缝线末端固定于口腔外）。
7. 用注射器抽吸漱口液，依次由对侧向近侧、由上侧向颊部冲洗，边冲洗边抽吸，观察吸引液的颜色，注意冲洗和吸引适度，按需吸引口、鼻分泌物，直至冲吸液变澄清为止。
8. 操作者夹取棉球按顺序擦洗对侧口腔，每次夹取一个棉球；更换牙垫位置，助手将气管插管移向操作者对侧，按顺序擦洗近侧口腔；用棉球擦洗双侧颊部，更换牙垫，查看气管插管距门齿刻度，注意保持操作前后刻度一致。
9. 用胶布及固定带双重固定气管插管，避开原始固定部位，注意保持插管距门齿刻度一致及其位置的居中。

10. 清点棉球数量,撤去弯盘,擦净病人口、鼻处周围皮肤。

11. 听诊双肺呼吸音,判断有无痰鸣音,按需吸痰。

12. 整理床单位,协助病人取舒适体位,交代注意事项

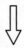

1. 处置用物。
2. 洗手,记录

三、注意事项

1. 操作前、后听诊双肺呼吸音,判断有无痰鸣音,按需吸痰。

2. 操作前、后评估气管插管末端距门齿刻度及固定程度,避免导管滑脱、移位。

3. 监测气囊压力(压力小于 30 cmH$_2$O),避免口腔分泌物流入下呼吸道造成肺部感染及误吸。

4. 至少两名护士同时操作,协助护士操作全程要固定气管插管。

5. 操作过程中密切观察病人生命体征的变化,注意有无呛咳、呕吐,如有异常应立即停止操作。注意观察病人口腔黏膜有无充血、炎症、糜烂、溃疡、肿胀及舌苔颜色的异常变化等。

6. 边冲洗边吸引,注水速度不可过快,保持冲洗和吸引速度同步,注意观察吸引液的颜色,吸引量应与冲洗量相等或略多。

7. 操作后擦干病人颜面部,更换牙垫,位置适宜,避免压迫、摩擦口腔及口腔黏膜,胶布及固定带松紧适宜,有效固定导管。

8. 操作过程中严格执行消毒隔离制度,避免交叉感染。

9. 操作前、后均应清点棉球数量,每次只夹取一个棉球并夹紧,防止遗留在口腔中。

四、评分细则及标准

表 1.3　经口气管插管口腔护理技术操作评分细则及标准

项目	评分细则	分值	扣分标准
操作前准备(20分)	护士准备:着装整齐,洗手,戴口罩、帽子	2	一项不符合要求扣 0.5 分
	环境准备:环境清洁,光线明亮	2	未评估不得分,评估不完整扣 1 分
	用物准备:治疗盘、口腔护理包、压舌板(必要时备开口器)、牙垫、pH 试纸、口腔护理液、20 mL 注射器、气囊压力表、负压吸引装置、吸痰包、吸痰盐水、胶布、固定带、听诊器、手电筒、弯盘、棉签、石蜡油	6	缺一用物扣 0.5 分,扣完为止

项目	评分细则	分值	评分标准
	病人评估： (1) 评估病人病情、年龄、生命体征、SPO$_2$、意识状态、口鼻腔情况(黏膜、牙齿或义齿、口腔pH值)。 (2) 听诊肺部呼吸音,气管插管型号、位置(深度)、固定及气囊压力情况。 (3) 肠内营养病人,暂停15~30 min,必要时胃肠减压。 (4) 评估病人意识状态,对于清醒病人,评估其心理状态、合作程度、需要。 (5) 了解操作目的、方法、注意事项及要点	10	一项未评估扣2分
操作方法与程序(70分)	洗手	1	未洗手扣1分,不规范扣0.5分
	携用物至病人床旁,核对病人信息,解释操作目的,取得配合	4	未核对病人信息扣2分,未解释操作目的扣2分
	协助将病人取合适体位,头部侧向操作者,协助者站于操作者对侧	4	一项不符合要求扣2分
	检查气囊压力、气管插管固定情况及深度	4	未检测气囊压力扣2分 其余一项未做扣1分
	听诊双肺呼吸音,判断有无痰鸣音,按需吸痰	5	未听诊扣3分 未按需吸痰扣2分
	打开口腔护理包,治疗巾铺于病人下颌处,弯盘置于治疗巾上	3	一项不符合要求扣1分
	用口腔护理液浸湿棉球,清点棉球数量	2	一项未做到扣1分
	湿润口唇、口角(口唇干裂严重者用石蜡油湿润)	2	未做不得分
	在助手协助下揭开气管插管固定胶布及固定带(烦躁病人可暂时不揭开胶布),助手左手托住病人下颌,并以此为支点,用拇指、食指固定气管插管和牙垫	6	一项不符合要求扣3分
	检查固定部位皮肤情况及插管深度,在压舌板辅助下,用手电筒仔细观察口唇、口腔黏膜及牙齿数目,注意有无松动牙齿	6	一项不符合要求扣3分
	用注射器抽吸口腔护理液,依次由对侧向近侧、由上侧向颊部冲洗,边冲洗边抽吸,观察吸引液颜色;注意冲洗和吸引适度,按需吸引口、鼻分泌物	6	冲洗顺序不对扣4分 未观察吸引液颜色扣2分
	助手将气管插管移向操作者近侧,操作者用止血钳夹取棉球(每次只夹取一个棉球)按顺序擦洗对侧口腔,变换牙垫位置(避免牙垫压迫时间过长	8	擦洗顺序不对扣4分 牙垫固定不正确扣4分

项目	评分细则	分值	评分标准
	长造成牙龈损伤),牙垫凹面贴紧气管插管,助手将气管插管移向操作者对侧,按顺序擦洗近侧口腔,用棉球擦洗双侧颊部,更换牙垫		
	再次观察气管插管深度,须与操作前刻度保持一致,清点棉球无误后,擦净口、鼻周围皮肤	4	一项不符合要求扣2分 未清点棉球扣1分 未擦拭口、鼻扣1分
	固定气管插管及牙垫,避开原始固定的部位	2	未固定不得分,固定不妥当扣1分
	撤去弯盘、治疗巾	2	一项未做扣1分
	听诊双肺呼吸音,与操作前对照,必要时吸痰	3	未听诊不得分
	整理床单元,取合适体位,交代注意事项	4	未交代注意事项扣2分 其他一项未做扣1分
	整理用物,洗手,记录	4	用物处置不符合要求扣2分 其他一项未做扣1分
综合评价(10分)	关爱病人,体现以病人为中心的服务理念	2	未能体现关爱病人扣2分
	动作轻柔,操作熟练、准确、符合规范	4	动作不熟练扣2分,动作不规范扣2分
	准确、有效沟通	2	未有效沟通扣2分
	应答切题、流畅	2	回答不正确扣2分,回答不完整扣1分

参 考 文 献

[1] 夏立平,王峰,叶文琴.机械通气病人口腔护理方案的构建及论证[J].护士进修杂志,2018,33(15):1347-1352.

[2] 李秀娥,王春丽.实用口腔护理技术[M].北京:人民卫生出版社,2016.

[3] 郑窑文,蒋莉莉,胡嘉乐,等.口腔护理临床实践指南的质量评价及内容分析[J].中国护理管理,2018,18(3):345-351.

[4] 蒲萍,关甜晶,赵红,等.经口气管插管病人负压吸引式牙刷口腔护理效果的Meta分析[J].护理学杂志,2019,34(10):64-67.

(陶方萍　宋云凤)

第四节　呼气末二氧化碳监测技术

呼气末二氧化碳监测技术(End-Tidal Carbon Dioxied,ETCO₂)是一种无创监测技术,是监测呼气终末期呼出混合肺泡气含有的二氧化碳分压(PETCO₂)或二氧化碳浓度

(CETCO₂)的方法。PETCO₂已被认为是除体温、脉搏、呼吸、血压、动脉血氧饱和度以外的第六个基本生命体征。它可以反映病人的代谢通气和循环状态,在 ICU 中具有重要的应用价值和意义。

一、目的

1. 监测通气功能。
2. 了解肺泡无效腔量及肺血流量变化。
3. 监测体内二氧化碳含量的变化。

二、核心操作步骤

1. 护士准备。
2. 环境准备。
3. 用物准备。
4. 病人评估:
(1) 评估病人病情、意识、生命体征。
(2) 评估气管导管型号、固定及气囊压力情况,气道通畅程度。
(3) 评估呼气末二氧化碳压力传感器性能

1. 正确核对病人信息,解释操作目的,取得配合。
2. 协助病人取舒适卧位,按需吸痰,保持气道通畅。
3. 正确安装监测模块,将呼气末二氧化碳模块卡入模块槽内,点击监护仪上呼气末二氧化碳显示板块。
4. 将呼气末二氧化碳压力传感器连接呼吸机管路 Y 端。
5. 连接呼吸机,正确读取监测数值(正常值为 35~45 mmHg),查看波形,根据病人实际监测值调整报警上下限。
6. 再次核对相关信息。
7. 及时倾倒压力传感器冷凝水。
8. 整理床单位,取舒适体位,交代注意事项

1. 处置用物。
2. 洗手,记录

三、注意事项

1. 每次使用前均要对仪器进行零点调定。

2. 为使 $PETCO_2$ 测定尽量准确,采用旁流型监测仪时要用专用的硬质采样管,并且不能太长。

3. 连续监测时间过长,可能会引起基线的漂移,须定时重新调零。

4. 机械通气时,保持呼吸机管道通畅,避免发生导管扭曲、漏气、气管阻塞等故障,这些可导致波形、数值改变,引发报警。

5. 严格执行无菌技术操作。

四、评分细则及标准

表 1.4　呼气末二氧化碳监测技术操作评分细则及标准

项目	评分细则	分值	评分标准
操作前准备（20分）	护士准备:着装整洁,洗手,戴口罩、帽子	2	一项不符合要求扣0.5分
	环境准备:安静整洁、光线充足	2	未评估环境扣2分,一项不符合要求扣1分
	用物准备:多功能监护仪、呼气末二氧化碳监测模块、呼气末二氧化碳传感器、气道接头	8	少一用物扣2分
	病人评估: (1) 评估病人病情、意识、生命体征。 (2) 评估气管导管型号、固定情况及气囊压力。 (3) 评估气道是否通畅、呼吸机参数	8	一项未评估扣1分
操作方法与程序（70分）	洗手	1	未洗手扣1分,洗手不规范扣0.5分
	携用物至病人床旁,核对病人信息,解释操作目的及方法,取得配合	4	未核对病人信息、未解释操作目的各扣2分 核对、解释不符合要求各扣1分
	协助病人取舒适卧位	2	未取舒适卧位扣2分
	按需清除气道内分泌物,保持气道通畅	4	未清除呼吸道分泌物不得分
	将呼气末二氧化碳模块卡入模块槽内,点击监护仪上呼气末二氧化碳显示板块,预热完毕,将二氧化碳压力传感器连接呼吸机管路Y端。观察心电监护仪出现的压力波形	15	安装不正确扣5分 未连接紧密扣5分 未预热扣5分
	归零:监护仪上二氧化碳分压校正"归零"	10	未正确归零扣10分
	测量:点击监护仪上二氧化碳分压"测量"	5	未测量扣5分

项目	评分细则	分值	评分标准
	读数:读取数值(正常值为 35~45 mmHg);根据病情调整报警上下限值,发生报警及时处理	15	未正确读数扣 5 分 未设置报警上下限值扣 5 分 未及时排除报警扣 5 分
	再次核对相关信息	4	未再次核对信息扣 4 分
	整理床单位,协助病人取舒适体位,交代注意事项	6	一项未做扣 2 分
	处置用物,洗手,记录	4	一项未做扣 2 分
综合评价(10分)	关爱病人,体现以病人为中心的服务理念	2	未能体现关爱病人扣 2 分
	操作熟练、流畅,严格执行无菌技术操作	4	操作不熟练扣 2 分,违反无菌原则扣 2 分
	准确、有效沟通	2	未有效沟通扣 2 分
	应答切题、流畅	2	回答不出扣 2 分,回答不完整扣 1 分

参 考 文 献

[1]　赵青,赵娟珍,郑秀峰.护理操作考核细则及标准[M].北京:军事医学科学出版社,2013.

(姚秀英　宋云凤)

第五节　动脉采血技术

动脉血气分析是通过对人体动脉血液中的 pH 值、氧分压(PO_2)和二氧化碳分压(PCO_2)等指标进行检测,从而对人体的呼吸功能和血液酸碱平衡状态做出评估的一种方法。它能客观地反映病人呼吸衰竭的性质和程度,纠正机体的酸碱平衡,对指导氧疗、调节呼吸机通气参数等具有十分重要的意义。在动脉血气分析标本采集操作及送检过程中,有很多因素可能影响检测结果的准确性,从而影响医护人员正确判断病情及实施诊疗措施,导致延误抢救时机,造成病人身心伤害,增加病人费用,浪费人力物力。因此,在动脉血气分析中,采血流程规范化、管理标准化可有效降低标本重采率,提高动脉血气分析结果的准确性。

一、目的

规范化采集动脉血进行血气分析,提高数据准确性。

二、核心操作步骤

1. 护士准备。
2. 环境准备。
3. 用物准备。
4. 病人评估：
(1) 评估病人病情：体温、血红蛋白、凝血功能和呼吸状况（氧疗方式、呼吸机参数、吸氧浓度）。
(2) 评估病人穿刺部位皮肤及动脉搏动情况。选择合适动脉，选取桡动脉穿刺时先做 Allen 试验。
(3) 对于清醒病人，评估其需求、心理状态、配合程度

1. 正确核对病人信息，解释操作目的，取得配合。
2. 采血器准备：采集动脉血气标本之前，应按照产品说明书的要求将针栓调整到预设位置。
3. 选择桡动脉穿刺时，先行侧支循环检查，进行 Allen 试验：① 嘱病人穿刺侧握拳。② 同时按压病人尺动脉及桡动脉，阻断手部血供。③ 数秒钟后，嘱病人伸开手指，此时手掌因缺血变苍白。④ 压迫尺动脉的手指抬起，观察手掌颜色恢复的时间（若手掌颜色在 5～15 s 之内恢复，提示尺动脉供血良好，该侧桡动脉可用于动脉穿刺；若手掌颜色不能在 5～15 s 之内恢复，提示该侧手掌侧支循环不良，该侧桡动脉不可用于动脉穿刺）。
4. 根据病人病情取平卧位或半卧位。桡动脉采血时：上肢外展，手掌朝上，手指自然放松，腕关节下垫一小枕，帮助腕部保持过伸和定位；股动脉采血时：病人取仰卧位，下肢伸直并外展外旋。
5. 再次确定穿刺部位：距腕横纹一横指（1～2 cm），距手臂外侧 0.5～1 cm。
6. 洗手，戴手套。
7. 消毒穿刺部位（以动脉搏动最强点为圆心，直径大于 8 cm），消毒穿刺者的食指及中指，擦拭范围为第 1、2 指节掌面及双侧面。
8. 左手食指和中指触及动脉，两指固定在动脉上，右手持血气针从两指间进针或从食指侧面，逆血流方向进针，进针角度：足背动脉 20°～30°、桡动脉 45°、股动脉 90°，缓慢进针。

9. 见回血时,停止进针,保持该角度不变,待动脉血自动充盈采血器至预设位置后拔针,左手用干燥无菌纱布或棉签按压穿刺点 3～5 min,并检查出血是否停止。

10. 排气:若血标本中有气泡,翻转采血器,将纱布置于动脉采血器上端,轻推针栓,缓慢排出气泡。

11. 迅速将针尖斜面全部插入橡皮塞内,以达到密封状态,立即混匀、送检。

12. 整理床单位,协助病人取舒适体位,交代注意事项

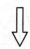

1. 处置用物。
2. 洗手,记录

三、注意事项

1. 采血前应仔细核对医嘱所需的采血条件,并在化验单上详细注明采血时间、用氧方式、吸入氧浓度、体温等信息。

2. 正确选择穿刺血管。首选桡动脉,因桡动脉位置表浅,易触及,周围无重要伴行血管及神经,下方有韧带,容易压迫固定,血肿发生率较低;其次可选择肱动脉、股动脉、足背动脉和头皮动脉。

3. 病人应在安静状态下进行采血,若饮用热水、洗澡、运动,须休息半小时再进行采血。若病人给氧方式发生改变,应等待 20～30 min 再采集标本。

4. 采血过程中严格遵循无菌操作原则。

5. 取动脉血必须防止空气混入,取血后不可抽拉注射器,以免混入空气,影响分析结果。

6. 采血后,应立即进行血气分析的检测,遇特殊情况不能立即测定的,应将标本存放在含有冰水的容器中或 0～4 ℃环境的冰箱内,但保存时间不超过 30 min,测定前要在室温下放置数分钟。

7. 穿刺后应按压穿刺部位 5 min 以上,如有凝血机制障碍或服用抗凝剂、进行溶栓治疗的病人应延长压迫时间直至确定无出血后方可松手,防止局部出血和发生血肿。

8. 穿刺后检查有无并发症发生,如动脉痉挛、出血、血肿、血栓、周围组织损伤、疼痛、感染和晕厥等。

四、评分细则及标准

表 1.5　动脉采血技术操作评分细则及标准

项目	评分细则	分值	评分标准
操作前准备(20分)	护士准备:着装整齐、洗手,戴口罩、帽子	2	一项不符合要求扣0.5分
	环境准备:清洁、安静、光线充足	2	未评估环境扣2分
	物品准备: 一次性专用动脉采血器、无菌纱布、检验条码、无菌手套、体温表、治疗碗(内置两块纱布,一干一湿)、消毒液、棉签、一次性无菌治疗巾、垫枕、弯盘	6	未备动脉采血针扣1分 未备检验条码扣1分 其他缺一项扣0.5分
	病人评估: (1) 评估病人体温、血红蛋白、凝血功能和呼吸状况(氧疗方式、呼吸机参数、吸氧浓度)。 (2) 评估病人穿刺部位皮肤及动脉搏动情况。选择合适动脉,选取桡动脉穿刺时先做 Allen 试验。 (3) 对于清醒病人,评估其需求、心理状态、配合程度	10	未解释操作目的、注意事项及配合要点扣2分 未做桡动脉 Allen 试验扣2分,Allen 试验操作不正确扣1分 其他一项未做扣0.5分
操作方法与程序(70分)	洗手(时间大于 15 s)	2	未洗手扣2分,洗手不规范扣1分
	携用物至床旁,核对病人信息并解释操作目的	4	未核对病信息、未解释操作目的各扣2分 核对不正确扣1分,解释不全面扣1分
	采血器准备:采集动脉血气标本之前,应按照产品说明书的要求将针栓调整到预设位置	2	未调整针栓位置不得分
	根据病人病情取平卧位或半卧位,上肢外展,手掌朝上,手指自然放松,腕关节下垫一小枕,帮助腕部保持过伸和定位	5	未取合适体位扣2分 其他一项未做扣1分
	再次确定穿刺部位:距腕横纹一横指(1～2 cm),距手臂外侧 0.5～1 cm,洗手,戴手套	4	未再次确定位置扣2分 未戴手套扣2分
	消毒穿刺部位:以动脉搏动最强点为圆心,直径大于 8 cm。 消毒穿刺者的食指及中指,擦拭范围为第1、2指节掌面及双侧面	6	未正确消毒穿刺部位扣3分 未正确消毒手指扣3分
	左手食指和中指触及动脉,两指固定在动脉上,右手持血气针从两指间进针或从食指侧面,逆血流方向缓慢进针	15	未定位或定位不准确扣5分 穿刺失败扣10分

项目	评分细则	分值	评分标准
	见回血时,停止进针,保持该角度不变固定,待动脉血自动充盈采血器至预设位置后拔针,左手用干燥无菌纱布或棉签按压穿刺点3～5 min,并检查出血是否停止	6	采血针未充盈扣2分 未正确按压扣2分 未观察穿刺点扣2分
	若血标本中有气泡,翻转采血器,将纱布置于动脉采血器上端,轻推针栓,缓慢排出气泡。 迅速将针尖斜面全部插入橡皮塞内,以达到密封状态,立即混匀,送检	10	未正确排气口2分 未将针尖斜面刺入橡皮塞内扣5分 未立即混匀扣3分
	核对相关信息,脱手套,洗手	3	一项未做扣1分
	撤除治疗巾和垫枕;整理床单位,协助病人取舒适体位,交代注意事项	5	未交代注意事项扣2分 其他一项未做扣1分
	填写完整的血气化验单:体温、血红蛋白、氧浓度,立即送检血标本	4	一项未做扣1分
	按要求正确处置用物	2	未正确处置用物扣2分
	洗手,记录	2	未正确洗手扣1分,未正确记录扣1分
综合评价(10分)	严格执行无菌技术操作	2	违反无菌原则扣2分
	关爱病人,有效沟通	2	未能体现关爱病人扣1分 未有效沟通扣1分
	操作熟练、动作规范	4	一项不符合要求扣2分
	应答正确、流畅	2	回答不正确扣2分,回答不完整扣1分

参 考 文 献

[1]　罗洪源,沙永生.提高动脉血气分析结果准确率的干预对策[J].护士进修杂志,2018(1):45-47.

[2]　尹丹,高丽红.血气分析采集技术的研究进展[J].实用临床护理学电子杂志,2019(4):197-198.

[3]　汪咏新,万庆,易婷曲.影响血气标本检测结果的因素及分析要点的探讨[J].国际检验医学杂志,2016(6):863-864.

（罗　曼　宋云凤）

第六节　人工气道气囊压力监测技术

人工气道气囊监测指应用气囊压力监测表对人工气道气囊压力进行持续或间断监测,保持气囊压力在 25～30 cmH$_2$O,以既能防止气囊与气管壁之间漏气,又能防止气囊对气管黏膜的压迫性损伤为原则。

一、目的

1. 有效封闭气管导管和气管壁的间隙,维持有效通气。
2. 减少气囊对气管黏膜的损伤等并发症,提高气囊性能。

二、核心操作步骤

---

1. 护士准备。
2. 环境准备。
3. 用物准备。
4. 病人评估:
(1) 评估病人的病情、意识、合作程度。
(2) 评估病人的痰液情况、血氧饱和度。
(3) 评估病人的气管导管型号、深度、固定及气囊充盈情况

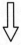

---

1. 携用物至床旁,核对病人信息,解释操作目的,取得配合。
2. 协助病人取合适体位,保持病人头颈部正中位(仰卧位,抬高床头)。
3. 充分吸净人工气道、口、鼻腔内及气囊上分泌物。
4. 将气囊压力表测压管连接三通阀一端口,关闭三通阀所有端口,使气囊压力表保持密闭。挤压充气球囊充气至 120 cmH$_2$O,保持 2～3 s,判断气囊压力表是否完好,放气释放压力。
5. 连接并充气。取 5 mL 注射器,抽取 2～4 mL 空气接气囊压力表上三通阀另一端口备用,关闭通气端,消毒气囊端,待干后将气囊与三通阀最后一端口连接,捏挤充气球囊至 30 cmH$_2$O。
6. 确认管路通畅。通畅:压力表指针随着轻压气囊摆动(稳定后,读取气囊的实际压力);不通畅:压力指针不动。
7. 调整目标压力为 25～30 cmH$_2$O。
8. 整理床单位,协助病人取舒适体位,交代注意事项

> 1. 用物处置。
> 2. 洗手,记录

三、注意事项

1. 操作前后均应吸痰及吸引声门下,新建立的人工气道必须立即监测气囊压力。

2. 定时监测气囊压力,每 4 h 检查气囊压力并记录,正常范围为 25～30 cmH₂O(成人)。有条件者可采用电子气囊压力表持续监测气囊压力,间断手动监测气囊压力的,当病人吸痰或体位改变时,应重新测量气囊压力。

3. 当气囊压力正常,但仍存在气道漏气时,应考虑改变人工气道位置或更换其他型号的人工气道。

4. 最小封闭压力和最小封闭容积应在气囊压力表监测下使用。

四、评分细则及标准

表 1.6　人工气道气囊压力监测技术操作评分细则及标准

项目	评分细则	分值	评分标准
操作前准备(20分)	护士准备:着装整洁,洗手(剪指甲),戴口罩、帽子	2	一项不符合要求扣0.5分
	环境准备:安静整洁,光线适宜	2	环境未评估扣2分 评估不全扣1分
	用物准备:气囊压力表、负压吸引装置、一次性吸痰包、呼吸囊、听诊器、5 mL注射器、三通阀、弯盘	6	缺一用物扣1分
	病人评估: (1) 评估病人病情、意识、合作程度。 (2) 评估病人的痰液情况、血氧饱和度。 (3) 评估病人的气管导管型号、深度、固定及气囊充盈情况	10	一项不评估扣2分,扣完为止
操作方法与程序(70分)	洗手	1	未洗手扣1分,洗手不规范扣0.5分
	携用物至床旁,核对病人信息,解释操作目的,取得配合	4	一项未做到扣2分
	协助病人取合适体位,保持病人头颈部正中位(仰卧位,抬高床头)	2	一项未做到扣2分
	充分吸净人工气道、口、鼻腔内及气囊上分泌物	6	一项未做到扣2分

危重症护理技术操作规范

项目	评分细则	分值	评分标准
	检查气囊压力表性能是否完好:将一次性测压管连接三通阀,关闭三通阀所有端口,使气囊压力表保持密闭,挤压充气球囊,充气至120 cmH$_2$O,保持2～3 s,判断气囊压力表是否完好,放气释放压力	6	未检测性能扣6分
	取5 mL注射器,抽取2～4 mL空气接气囊压力表上三通阀另一端口备用,关闭通气端	5	未正确连接三通阀扣2分 未抽吸空气扣2分 未关闭通气端扣1分
	消毒气囊端,待干后再将气囊与三通阀最后一端口连接	5	未消毒扣2分 未正确连接扣3分
	捏挤充气球囊至30 cmH$_2$O	5	充气球囊压力不足不得分
	旋转三通阀,连接测压表与气囊,关闭注射器端	5	未正确旋转三通阀扣5分
	轻轻挤压气囊,观察压力表指针,判断管路是否通畅。 通畅:压力表指针随着轻压气囊而摆动(稳定后,读取气囊的实际压力)。 不通畅:压力指针不动	5	未能正确判断管路通畅与否不得分
	目标压力:维持气囊压在25～30 cmH$_2$O	4	不符合目标压力不得分
	过高:轻微按压测量表释放开关,缓慢释放压力至目标压力;或开放三通阀所有通道,用注射器精准调节至目标压力。 过低:轻微捏挤充气球加压,待压力上升至目标压力为止;或开放三通阀所有通道,用注射器精准调节至目标压力	14	未调整气囊压力不得分 压力过大扣7分 压力过小扣7分
	整理床单位,协助病人取舒适体位,交代注意事项	4	未交代注意事项扣2分 其他一项未做扣1分
	处置用物,洗手,记录	4	未正确处置用物扣2分 未洗手、未记录各扣1分
效果与评价(10分)	爱伤观念强,体现以病人为中心的服务理念	2	未能体现关爱病人扣2分
	熟练操作,动作轻柔、流畅,严格执行无菌技术操作	4	动作不熟练扣2分 违反无菌原则扣2分
	准确、有效沟通	2	未有效沟通扣2分
	应答切题、流畅	2	回答不正确扣2分 回答不完整扣1分

参 考 文 献

[1] 曹金凤.ICU 病人人工气道气囊压力监测的应用[J].山东大学学报(医学版),2014 (z1):52.

[2] 付优,席修明.机械通气病人低气囊压力的影响因素分析[J].中华危重病急救医学, 2014(12):870-874.

（罗 曼 宋云凤）

第七节 无创呼吸机操作技术

无创通气(Non Iivasive Ventilation,NIV)是指未经气管插管或气管切开而增加肺泡通气的一系列方法的总称,包括体外负压通气、经口鼻面罩正压通气、胸壁振荡及膈肌起搏器。目前所说的 NIV 主要是指经鼻或口鼻面罩进行的无创正压通气(NIPPV)。近20年来,大规模的随机对照临床研究,进一步证实了 NIPPV 的有效性和可依从性,认为 NIPPV 在各种急性呼吸功能衰竭(急性呼衰)治疗中占有重要位置,已正式成为急性呼衰,特别是慢性阻塞性肺病(COPD)病人的较好的治疗方法。

一、目的

1. 简便、迅速地增加有效通气量,改善肺换气,从而有效地纠正缺氧、高碳酸血症及酸碱失衡等。

2. 应用于急性呼吸衰竭早期病人、慢性呼吸衰竭稳定期病人、睡眠呼吸暂停综合征病人及早期拔管的辅助等。

二、核心操作步骤

1. 护士准备。
2. 环境准备。
3. 用物准备。
4. 病人评估:
(1) 评估病情、意识状态、生命体征、心理状况。
(2) 评估面部皮肤情况,口、鼻腔情况

1. 正确核对病人信息,解释操作目的,取得配合。
2. 取半卧位或坐位,头略后仰,保持呼吸道通畅。
3. 安装呼吸机管路:① 湿化罐加灭菌注射用水,不超上限,不低于下限;② 湿化罐进口与呼吸机出口连接,湿化罐出口与呼吸机管路连接;③ 呼吸机管路另一端与面罩连接;④ 管路测压管与呼吸机压力传感器连接;⑤ 连接氧源、电源。
4. 打开开关,根据医嘱设置呼吸机参数,检查呼吸机运行状态和所连接管路有无漏气现象。
5. 将呼吸面罩与病人面部紧密贴合,固定头带,松紧适宜,以达到不漏气为宜。必要时使用泡沫敷料减压。
6. 应用无创呼吸机后观察通气效果,评估病人生命体征、血氧饱和度、血气分析及病人耐受等情况。
7. 根据评估情况重新调整呼吸机参数,并设置呼吸机报警上、下限数值。
8. 使用过程中应严密观察病人有无并发症的发生:① 面部皮肤压力性损伤;② 胃肠胀气;③ 刺激性结膜炎;④ 窒息。
9. 根据病人情况,从较低压力开始设置,逐渐增加到病人能够耐受的适宜压力,保证有效潮气量,观察病人有无并发症。交代注意事项,洗手,记录。
10. 无创通气 30 min 后行动脉血气分析,根据结果调整通气参数,并记录。
11. 掌握撤机指征,核对病人信息,解释操作目的,取得配合。合理撤离无创呼吸机,吸氧,观察脱机后病人生命体征情况、有无缺氧及呼吸费力等表现。关呼吸机,关湿化罐。
12. 整理床单位,协助病人取舒适体位,交代注意事项

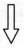

1. 用物处置。
2. 洗手,记录

三、注意事项

1. 保证病人开展安全、有效的无创通气治疗:
(1) 与病人进行充分沟通,反复讲解操作目的、注意事项。
(2) 无创通气治疗时病人应取半卧位或坐位。
(3) 应注意面罩位置及固定带的松紧度,以使面罩与病人面部贴合不漏气为宜。
(4) 保证监测模式压力下有效通气量。
(5) 观察病人的意识状态、动脉血气分析和血氧饱和度的变化,确保充足的通气和

氧合,观察病人呼吸频率、节律和形态。

(6) 观察病人有无并发症的发生:① 面部皮肤压力性损伤;② 胃肠胀气;③ 刺激性结膜炎;④ 窒息。

2. 停电或机器故障时迅速解下面罩,防止病人窒息。

3. 及时评估病人上机后病情改善状态,若无改善及时通知医生准备有创机械通气。

四、评分细则及标准

表 1.7 无创呼吸机操作技术操作评分细则及标准

项目	评分细则	分值	评分标准
操作前准备(20分)	护士准备:衣帽整齐,洗手,戴口罩	2	一项未做扣0.5分
	环境准备:安静整洁,光线充足,有合适电源、气源	3	未评估环境扣2分 未评估电源、气源扣1分
	用物准备: 无创呼吸机、无创呼吸机管道、湿化罐、适合脸型的鼻/面罩、固定带、吸氧管(2 根)、灭菌注射用水、弯盘、胶布、速干手消毒剂、医嘱单、护理记录单、黄色及黑色垃圾桶	8	未备无创呼吸机扣1分 未备无创呼吸机管道扣1分 未备湿化罐扣1分 未备适合脸型的鼻/面罩扣1分 未备固定带扣1分 未备吸氧管扣1分 吸氧管少一根扣0.5分 未备灭菌注射用水扣0.2分 未备弯盘扣0.2分 未备胶布扣0.2分 未备一次性使用速干手消毒剂扣0.2分 未备医嘱单及护理记录单扣0.2分 未备黄色垃圾桶扣0.5分 未备黑色垃圾桶扣0.5分
	病人评估: (1) 向病人及家属解释无创呼吸机使用的目的、注意事项及配合要点	1	未向病人及家属解释操作目的、注意事项及配合要点扣1分,解释不全面扣0.5分
	(2) 评估病人年龄、病情、意识状态、生命体征、缺氧程度、血气分析结果、心理状态、合作程度、需求	5	未评估年龄或评估不准确扣0.5分 未评估病情或评估不准确扣0.5分 未评估意识状态或评估不准确扣0.5分

危
重
症
护
理
技
术
操
作
规
范

项目	评分细则	分值	评分标准
			未评估生命体征或评估不准确扣0.5分
			未评估缺氧程度或评估不准确扣1分
			未评估血气结果或评估不准确扣0.5分
			未评估合作程度或评估不准确扣0.5分
			未评估心理状态或评估不准确扣0.5分
			未评估病人需求或评估不准确扣0.5分
	(3) 评估病人颜面部皮肤情况及使用面罩类型	1	未评估颜面部皮肤或评估不准确扣1分
操作方法与程序(70分)	洗手	1	未洗手扣1分 洗手不规范扣0.5分
	核对:携用物至床旁,核对病人信息,解释操作目的,取得配合	3	未核对病人信息或核对不正确扣2分 未解释操作目的或解释不全面扣1分
	根据病人病情,取合适体位。湿化罐中加入无菌注射用水,正确连接各管道及湿化罐,并检查各管路连接是否完好	6	未取合适体位扣1分 湿化罐未加水或湿化罐加水不规范扣1分 未正确连接管道扣1分 未正确连接湿化罐扣1分 未检查管路连接是否完好扣2分
	接通电源,开呼吸机,开湿化罐,检查机器运转是否正常	9	未接通电源扣2分 未开呼吸机扣2分 未开湿化罐扣2分 开机顺序不合理扣1分 未检查机器运转是否正常扣2分
	连接吸氧装置,根据病人病情选择吸氧流量,设置模式及各项参数	12	未连接吸氧装置扣2分 未根据病人病情选择合适的吸氧流量扣2分 未设置呼吸模式扣4分,呼吸模式设置不合理扣2分 未设置各项参数扣4分,各项参数设置不合理扣2分

项目	评分细则	分值	评分标准
	正确佩戴鼻/面罩,佩戴舒适,漏气量最小	4	未正确佩戴鼻/面罩扣2分 佩戴不舒适扣1分 未达到最小漏气量扣2分
	观察通气效果,严密观察心率、呼吸、血压、血氧饱和度等各项指标,观察缺氧程度有无改善	8	未评估通气效果扣2分 未观察心率扣1分 未观察呼吸扣1分 未观察血压扣1分 未观察血氧饱和度扣1分 未评估缺氧程度有无改善扣2分
	根据病人情况,从较低压力开始设置,逐渐增加到病人能够耐受的适宜压力,保证有效潮气量,观察病人有无并发症。 交代注意事项,洗手,记录	8	未调节参数扣2分,参数调节不合理扣1分 未观察并发症扣2分 未交代注意事项扣2分,交代注意事项不全面扣1分 未洗手扣1分,洗手不规范扣0.5分 未记录扣1分
	口述"无创通气30 min后行动脉血气分析,根据结果调整通气参数",并记录	3	未口述30 min后复查血气扣1分 未口述根据血气结果调节参数扣1分 未口述记录扣1分
	掌握撤机指征,核对病人信息,解释操作目的,取得配合。 合理撤离无创呼吸机,吸氧,观察脱机后病人生命体征情况、有无缺氧及呼吸费力等表现。 关呼吸机,关湿化罐	10	未掌握撤机指征扣2分,撤机指征掌握不全面扣1分 未核对病人信息或核对不正确扣1分 未解释操作目的并取得配合扣1分,解释不全面扣0.5分 未正确撤离呼吸机扣1分 未给予合适的吸氧方式扣1分 未给予合适的吸氧流量扣1分 未观察生命体征扣1分 未观察有无缺氧扣0.5分 未观察有无呼吸费力扣0.5分 关机顺序不合理扣1分,未关呼吸机扣0.5分,未关湿化罐扣0.5分

危重症护理技术操作规范

项目	评分细则	分值	评分标准
	整理床单位,协助病人取舒适体位,做好宣教	3	未整理床单位扣1分 未协助病人取舒适体位扣1分 未健康宣教扣1分,宣教内容不全面扣0.5分
	按垃圾分类要求处置用物,洗手,记录	3	未处置用物扣1分,用物处置不规范扣0.5分 未洗手扣1分,洗手不规范扣0.5分 未记录扣1分
综合评价(10分)	关爱病人,体现以病人为中心的服务理念	2	未能体现关爱病人扣2分
	操作熟练,动作规范,及时排除呼吸机故障	4	操作不熟练扣2分 动作不规范扣1分 未能及时排除呼吸机故障扣1分
	应回答正确、流畅	2	回答不正确扣2分 回答不全面扣1分
	有效沟通	2	未有效沟通扣2分

参 考 文 献

[1] 保尔·兰肯.ICU诊疗精要[M].2版.北京:中国科学技术出版社,2017.
[2] 祁璇,郭伟,赵斌,等.无创机械通气急诊应用的常见问题与处理[J].中国急救医学,2018,38(3):197-199.
[3] 庄耀宁,谢颖彬,黄美春,等.ICU无创机械通气病人口渴感水平及影响因素分析[J].护理学杂志,2019,34(7):19-21.
[4] 王怀振,李际强.无创机械通气技术[M].乌鲁木齐:新疆科学技术出版社,2014.

(陶方萍　宋云凤)

第八节　有创机械通气技术

有创机械通气是指病人在自然通气和(或)氧合功能出现障碍时,以机械通气装置通过人工建立的呼吸通道(经鼻或口气管插管、气管切开)代替或辅助人体呼吸肌工作,维持机体正常通气功能,并改善氧合的呼吸支持技术。

一、目的

1. 维持有效通气。
2. 改善气体交换，改善氧合。
3. 降低呼吸肌功能消耗，缓解呼吸肌疲劳。
4. 纠正高碳酸血症和低氧血症。
5. 防止肺不张。
6. 为安全使用镇静剂和肌松剂提供通气保障。

二、核心操作步骤

1. 护士准备。
2. 环境准备。
3. 用物准备。
4. 病人评估：
(1) 评估病人病情、意识状态、口腔情况、生命体征、自主呼吸情况及有无有创机械通气禁忌证。
(2) 评估病人缺氧程度、气道通畅情况。
(3) 评估人工气道型号、深度、固定情况以及气囊压力，听诊双肺呼吸音。
(4) 对于清醒病人，评估其心理状态、合作程度、需求

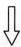

1. 携用物至床旁，核对病人信息，解释操作目的，取得配合。
2. 安装呼吸机管路：
(1) 连接呼吸机电源、氧源、气源。
(2) 用输液器连接湿化罐，加灭菌注射用水至水位线。
(3) 正确连接管路，连接紧密，病人端连接模拟肺。
3. 开机：打开湿化罐开关、主机开关（有空气压缩机最先开压缩机）。矫正呼吸机流量传感器及密闭性，根据医嘱选择呼吸机模式，正确设置呼吸机参数及报警参数，观察呼吸机运行是否正常。
4. 呼吸机运转正常，接头处断开模拟肺，将呼吸机接头与病人人工气道正确连接。
5. 观察胸廓运动、起伏情况，听诊双肺呼吸音。
6. 评估病人情况，根据病人实际情况调节呼吸机参数及报警参数，床头抬高$30°\sim45°$。
7. 洗手，记录呼吸机模式、参数、插管深度、生命体征等。

8. 30 min 后复查血气,再次根据血气结果调节呼吸机参数及报警参数。

9. 评估病人是否具备脱机标准,核对病人信息,解释操作目的,将呼吸机接头处与病人人工气道分离,连接模拟肺,予人工气道处接氧气,呼吸机床旁待机。

10. 观察病人呼吸方式、胸廓运动、起伏情况,听诊双肺呼吸音。

11. 关主机,关湿化罐(若有空气压缩机,最后关压缩机),撤除管路,拔电源、氧源、气源。

12. 整理床单位,协助病人取舒适体位和排痰,交代注意事项

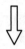

1. 处置用物。
2. 洗手,记录

三、注意事项

1. 紧密连接呼吸机管道各接口处,保持管道通畅,防止扭曲、打折、受压。

2. 通气过程中密切观察病人意识状态、心率、呼吸(节律、频率、深度、自主呼吸与呼吸机是否同步)、血氧饱和度、缺氧改善程度及机械通气并发症。

3. 呼吸机管路 7 天更换一次,一旦污染则应及时更换。

4. 掌握撤机指针,长期机械通气病人应采用逐步降低机械通气水平和逐步延长自主呼吸时间的撤机策略。对机械通气大于 24 h 不能撤机的病人,应尽快寻找原因,尽早脱机、拔管。

5. 机械通气无禁忌证病人床头抬高 30°~45°。机械通气病人没有体位改变的禁忌证时应予半卧位,避免镇静时间过长和程度过深,避免误吸,呼吸机积水杯须处于最低位,及时倾倒冷凝水。呼吸机湿化罐注入灭菌注射用水,每日更换。尽早撤机以减少 VAP 的发生。

6. 进行翻身等操作时,避免牵拉呼吸机管路。

7. 正确处理呼吸机报警,遵医嘱定期进行血气检查,根据血气结果调整呼吸机模式和参数。

四、评分细则和标准

表 1.8 有创机械通气技术操作评分细则及标准

项目	评分细则	分值	评分标准
操作前准备（20分）	护士准备：着装整洁,洗手,戴口罩、帽子	2	一项不符合要求扣0.5分
	环境准备：安静整洁,光线充足,有氧源、电源、气源	2	未评估环境扣2分 缺一项扣0.5分,扣完为止
	用物准备：呼吸机及配套湿化装置、呼吸螺纹管、灭菌注射用水、简易呼吸气囊、模拟肺、听诊器、吸氧装置、吸氧卡、吸痰装置、气囊压力表、胶布、输液器	6	少一用物扣0.5分
	病人评估： (1) 正确核对病人信息,解释操作目的、注意事项,取得配合。 (2) 评估病人病情、意识状态、口腔情况、生命体征、自主呼吸情况及有无有创机械通气禁忌证。 (3) 评估病人缺氧程度,气道通畅情况。 (4) 评估人工气道型号、深度、固定情况以及气囊压力,听诊双肺呼吸音。 (5) 对于清醒病人,评估其心理状态、合作程度、需求	10	一项未评估扣0.5分,扣完为止
操作方法与程序（70分）	携用物至病人床旁,核对病人信息,解释操作目的,取得配合	2	未核对病人信息、未解释操作目的各扣2分 核对、解释不符合要求各扣1分
	安装呼吸机管路： (1) 连接呼吸机电源、氧源、气源。 (2) 用输液器连接湿化罐加灭菌注射用水至水位线。 (3) 正确连接管路,管路连接紧密,病人端连接模拟肺	15	一项不符合要求扣5分
	打开湿化罐开关、主机开关(有空气压缩机最先开压缩机)。矫正呼吸机流量传感器及密闭性	4	一项不符合要求扣2分
	根据医嘱选择呼吸机模式,正确设置呼吸机参数及报警参数。接模拟肺,观察呼吸机运行是否正常	8	一项不符合要求扣2分

危重症护理技术操作规范

项目	评分细则	分值	评分标准
	呼吸机运行正常,断开模拟肺,将呼吸机接头与病人人工气道正确连接	2	连接不正确不得分
	观察胸廓起伏、运动情况,听诊双肺呼吸音	4	一项未做扣2分
	评估病人情况,调节呼吸机参数及报警参数,床头抬高30°~45°	6	一项不符合要求扣2分
	洗手,记录呼吸机模式、参数、插管深度、生命体征、气囊压力等	3	未洗手扣1分 未记录扣2分,记录不全扣1分
	30 min后复查动脉血气,根据血气结果调整呼吸机参数及报警参数	4	一项不符合要求扣2分
	评估病人是否具备脱机标准,核对病人信息,解释操作目的,将呼吸机接头与病人人工气道分离,予人工气道处接氧气,呼吸机接头连接模拟肺,床旁待机	6	未核对病人信息、未解释操作目的扣1分 其余一项不符合要求扣2分
	观察胸廓起伏、运动情况,听诊双肺呼吸音	4	一项未做扣2分
	关主机,关湿化罐(有空气压缩机最后关压缩机),撤除管路,拔电源、氧源、气源	4	一项不符合要求扣1分
	整理床单位,协助病人取舒适体位,交代注意事项	4	未整理床单位扣1分 病人卧位不舒适扣1分 未交代注意事项扣2分
	按院感要求处置用物,洗手,正确记录护理单	4	未正确处置用物扣2分 未洗手、未记录各扣1分
综合评价(10分)	关爱病人,体现以病人为中心的服务理念	2	未能体现关爱病人扣2分
	操作熟练、流畅,严格执行无菌技术操作	4	操作不熟练扣2分 违反无菌原则扣2分
	准确、有效沟通	2	未有效沟通扣2分
	应答切题,流畅	2	回答不出扣2分,回答不完整扣1分

参 考 文 献

[1] 朱蕾.机械通气[M].4版.上海:上海科学技术出版社,2017.

[2] 米元元,沈月,王宗华,等.机械通气病人误吸预防及管理的最佳证据总结[J].中华护理杂志,2018,53(7):849-856.

(潘爱红　宋云凤)

第九节 经鼻高流量吸氧技术

经鼻高流量吸氧技术（High-Flow Nasal Cannula Oxygen Therapy）作为一种新的呼吸支持技术近年来在临床得到广泛应用。

该治疗设备主要通过空氧混合装置湿化治疗仪、高流量鼻塞以及连接呼吸管路，给病人提供相对恒定的吸氧深度（21%～100%）、温度（31～37 ℃）和湿度的高流量（8～80 L/min）气体，并通过鼻塞进行氧疗，对于病人而言较为舒适。

一、目的

1. 经鼻高流量吸氧技术可提供稳定且精确的吸入氧浓度，纠正各种原因造成的缺氧状态，促进组织新陈代谢，维持机体生命活动。

2. 改善拔管后病人的氧合功能，增加病人的舒适度，降低其呼吸做功。

3. 可以作为拔管后的序贯氧疗方法，可改善脱机及建立人工气道病人的预后。

二、核心操作步骤

1. 护士准备。
2. 环境准备。
3. 用物准备。
4. 病人评估：评估病人年龄、病情、意识状态、生命体征、缺氧程度、鼻腔/颜面部情况、心理状态、合作程度

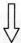

1. 携用物至病人床旁，核对病人信息，解释操作目的，取得配合。
2. 连接电源，安装湿化罐，加湿化液到指定位置。
3. 连接呼吸管路（将蓝色卡套向上推，连接管路至治疗机，将蓝色卡套向下推至卡紧），连接高流量鼻塞，连接中心供氧。
4. 按电源键开机，机器自检，调节氧浓度，按"▶"键进入设置界面。
5. 设置完成后检查仪器工作状态：流速是否正常，管路是否漏气，仪器发出"滴"声后就绪，连接鼻塞至病人鼻腔，妥善固定。
6. 使用过程中观察病人缺氧症状有无改善；根据病情调节参数；检查管路及鼻塞有无弯折或脱落；病人有无自行调节氧流量；湿化液是否充足；仪器工作状态是否正常；病人舒适度如何；病人鼻腔/颜面部情况。

7. 撤机:取下病人鼻塞,关闭氧气流量计,待治疗机上氧浓度降至 21% 后,按电源键关机,断开管路连接,从治疗机上取下呼吸管路,待治疗机稍凉后,取下湿化水罐。

8. 仪器消毒:连接电源,正确连接消毒管路,按电源键开机,自动进入消毒模式,消毒结束按电源键关机,备用

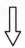

1. 处置用物。
2. 洗手,记录

三、注意事项

1. 严格遵守操作规程,注意用氧安全,使用过程中注意检查装置有无漏气,管路是否通畅。

2. 上机前应先调节好氧流量和流速,等待机器发出"滴"声后才能连接病人;撤机时应先取下病人鼻塞,再关闭氧流量表,最后关机。

3. 使用过程中注意检查管路和鼻塞有无弯折、扭曲或脱落,流速和氧浓度是否精确,遇报警及时处理。

4. 使用过程中嘱病人尽量避免张口呼吸、注意观察使用效果及舒适度。

5. 为确保持续湿化效果,注意及时添加湿化液。

6. 注意高流量管路直接接触病人皮肤时间不能过长,不能用被子盖住管路。

7. 治疗仪不用时必须取下氧源,防止氧气在机器内蓄积。

四、评分细则及标准

表 1.9 经鼻高流量吸氧技术操作评分细则及标准

项目	评分细则	分值	评分标准
操作前准备(20分)	护士准备:着装整洁,洗手,戴口罩、帽子	2	一项不符合要求扣 0.5 分
	环境准备:安静整洁,光线充足	2	未评估环境不得分 不符合要求扣 1 分
	用物准备:高流量吸氧装置、高流量吸氧管路、高流量吸氧鼻塞、灭菌蒸馏水、中心氧源、棉签、小水杯	7	少一用物扣 1 分
	病人评估: (1) 向病人及家属解释经鼻高流量吸氧的目的、注意事项及配合要点。	9	未解释经鼻高流量吸氧的目的、注意事项、配合要点各扣 1 分

项目	评分细则	分值	评分标准
	(2) 评估病人年龄、病情、意识状态、生命体征、缺氧程度、鼻腔/颜面部情况、心理状态、合作程度		未评估病人年龄、病情、意识状态、生命体征、缺氧程度、鼻腔/颜面部情况、心理状态、合作程度各扣0.5分
操作方法与程序(70分)	洗手(大于15 s)	1	未洗手扣1分,洗手不正确扣1分
	携用物至病人床旁,核对病人信息,解释操作目的,取得配合	4	未核对病人信息扣2分,核对不正确扣1分 未解释操作目的扣2分
	连接电源,安装湿化罐,加湿化液到指定位置	3	一项不符合要求扣1分 顺序不正确扣1分
	连接呼吸管路:将蓝色卡套向上推,连接管路至高流量吸氧装置接口,将蓝色卡套向下推至卡紧,再连接高流量吸氧鼻塞,最后连接中心氧源	4	呼吸管路连接不准确扣2分 未连接鼻塞扣1分 未连接中心氧源扣1分 连接顺序不正确扣1分
	(1) 开机:按电源键开机,调节氧流量表至合适氧浓度。 (2) 设置:进入设置界面依次设定好湿化罐温度和流速。 (3) 检查:设置完成后检查仪器工作状态(流速是否正常,管路是否漏气)。仪器发出"滴"声后就绪	8	氧浓度调节不正确扣2分 无法进入设置界面扣3分 温度和流速设置不正确各扣1.5分 未检查仪器工作状态扣2分 仪器未就绪扣1分
	吸氧: (1) 用湿棉签清洁病人鼻腔。 (2) 连接鼻塞至鼻腔,并用专用固定带妥善固定。 (3) 检查鼻塞及管路有无弯折、扭曲	9	未清洁病人鼻腔扣2分 未连接鼻塞扣2分 未妥善固定扣2分 未检查鼻塞及管路情况扣3分,其中一项未检查扣1.5分
	交代注意事项:不随意调节氧流量,管路直接接触皮肤时间不能过长,不能用被子盖住管路,避免张口呼吸	4	一项未交代扣1分
	整理床单位	1	未整理床单位扣1分
	洗手,记录	1	未洗手、未记录扣1分 一项不符合要求扣0.5分
	巡视:使用过程中观察病人缺氧症状有无改善;根据病情调节设备参数;检查管路及鼻塞有无弯折或脱落,病人有无自行调节氧流量,湿化液是否充足,仪器工作状态是否正常,病人舒适度,病人鼻腔/颜面部情况	8	一项不符合要求扣1分

续表

危重症护理技术操作规范

项目	评分细则	分值	评分标准
	撤机： (1) 双人核对医嘱；核对病人信息，解释操作目的，取得配合。 (2) 取下病人鼻塞，根据情况清洁鼻腔及面颊部。 (3) 关闭氧气流量表，待治疗机上氧浓度降至21%后，按开关机键关机。 (4) 断开氧源。 (5) 断开管路连接，取下呼吸管路。 (6) 待治疗机稍凉后，取下湿化水罐。 (7) 断开电源	14	未核对医嘱扣1分；未核对病人信息或核对不符合要求扣1分；解释操作目的不符合要求扣1分 未取下鼻塞扣1分；未清洁鼻腔及面颊部扣2分 未关闭氧流量表扣1分；未关机扣1分 未断开氧源扣2分 未取下呼吸管路扣1分 未取下湿化罐扣2分 未断开电源扣1分
	整理床单位，协助病人取舒适体位	4	未整理床单位扣2分 病人卧位不舒适扣2分
	处置用物：一次性管路毁形处理，一次性鼻塞扔黄色垃圾桶。 仪器消毒：① 连接电源；② 连接消毒管路；③ 开机；④ 自动进入消毒模式；⑤ 消毒结束后关机、备用	7	用物处置不符合要求各扣1分 仪器消毒一项不符合要求扣1分
	洗手，记录	2	未洗手、未记录各扣1分 洗手不规范扣0.5分
综合评价(10分)	关爱病人，体现以病人为中心的服务理念	2	未能体现关爱病人扣2分
	操作熟练、流畅，动作规范	4	操作不熟练扣2分 动作不规范扣2分
	准确、有效沟通	2	未有效沟通扣2分
	应答切题、流畅	2	回答不出扣2分，回答不完整扣1分

参 考 文 献

[1] 魏文举,张强,那海顺.经鼻高流量氧疗在成人病人中的应用进展[J].中华护理杂志, 2016,51(7):853-857.

[2] 解立新,徐建桥,闫鹏,等.成人经鼻高流量湿化氧疗临床规范应用专家共识[J].中华结核和呼吸杂志,2019,42(2):83-91.

[3] 李正东,詹庆元.经鼻高流量氧疗[J].中国临床新医学,2019,12(1):5-9.

(徐凤玲　宋云凤)

第十节　呼吸气囊操作技术

呼吸气囊又称人工呼吸器或加压给氧气囊,它是进行人工通气的简易工具,与口对口呼吸相比较,其供氧浓度高,且操作简便。

一、目的

1. 维持和增加机体通气量。
2. 纠正威胁生命的低氧血症。
3. 改善组织缺氧状态。

二、核心操作步骤

1. 护士准备。
2. 环境准备。
3. 用物准备。
4. 病人评估:
(1) 评估病人有无呼吸微弱或点头呼吸、呼吸停止等情况。
(2) 观察病人胸廓起伏情况。
(3) 评估病人有无血氧饱和度下降、面色发绀、意识丧失等严重缺氧情况

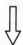

1. 携用物至床边。
2. 将呼吸气囊、面罩、储氧袋正确连接;将连接管与氧气装置或氧气袋连接;调节氧流量至 10 L/min。
3. 去枕平卧,解开衣领,暴露前胸,清除口腔内任何可见异物及义齿,头后仰。
4. 开放气道:
(1) 单人法:操作者站在病人头侧,用仰头抬颏法开放气道(对于创伤病人使用双手托下颌法)。
(2) 双人法:一人站在床头,用双手抬颏法开放气道,另一人进行气囊操作。
5. 面罩罩住口鼻,用"EC"法固定面罩(拇、食指呈"C"形固定面罩,其余三指呈"E"形捏住下颌)。

6. 持简易呼吸气囊有规律地挤捏球体(每次送气量控制在 $10\sim15$ mL/kg,挤压时间为 1 s,频率:成人 $10\sim12$ 次/分,儿童 $12\sim20$ 次/分,新生儿 $30\sim40$ 次/分)。

7. 观察病人胸廓起伏情况,经透明面罩观察病人嘴唇与面部的颜色变化;观察血氧饱和度及末梢循环情况;简易呼吸气囊透明盖处单向阀正常开启;呼吸时,面罩内有氧气。

8. 协助病人取舒适体位,整理床单位

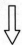

1. 处置用物。
2. 洗手,记录

三、注意事项

1. 充分开放气道,用EC手法固定人工呼吸器使其不漏气。挤压时使胸廓起伏超过1 s,胸廓起伏表示潮气量已足够,过度通气会发生胃胀气等并发症。

2. 人工呼吸囊通气频次,成人应为 $10\sim12$ 次/分,每 $5\sim6$ s 挤压呼吸囊 1 次。恢复自主呼吸后病人取平卧位,头偏向一侧,预防误吸。

3. 定时检查、测试、维修和保养,避免因活瓣漏气引起无效通气。

4. 挤压呼吸囊时,压力不可过大,约挤压呼吸囊的 $1/2\sim2/3$ 为宜,亦不可时大时小、时快时慢,以免损伤肺组织,影响呼吸功能恢复。

5. 发现病人有自主呼吸时,应按病人的呼吸动作加以辅助,以免影响病人的自主呼吸。

6. 呼吸器使用后,应按院感要求处理,保证一人一用一消毒。

四、评分细则及标准

表 1.10　呼吸气囊操作技术操作评分细则及标准

项目	评分细则	分值	评分标准
操作前准备（20分）	护士准备:着装整洁,洗手,戴口罩、帽子	2	一项不符合要求扣 0.5 分
	环境准备:安静整洁,光线充足,清除无关人员	2	未评估环境扣 2 分,评估不符合要求扣 1 分
	用物准备:简易呼吸气囊、面罩、储氧袋、连接管、纱布、20 mL 注射器,酌情备口咽通气道、胶布	6	少一项扣 1 分,多一项扣 0.5 分

项目	评分细则	分值	评分标准
操作方法与程序(70分)	病人评估: (1) 评估病人病情、意识、血氧饱和度、缺氧情况。 (2) 评估简易呼吸气囊性能是否完好。 (3) 评估病人有无操作禁忌证	10	一项未评估扣2分
	携用物至病人床旁,核对病人信息,将呼吸气囊、面罩、储氧袋正确连接	6	一项不符合要求扣2分
	将连接管与氧气装置或氧气袋连接,调节氧流量至8~10 L/min,充氧	4	一项不符合要求扣2分
	将病人去枕平卧,解开衣领暴露前胸	4	一项未做到扣2分
	清理呼吸道,清除病人口、鼻腔分泌物及口腔内任何可见异物	6	未做到不得分,手法不正确扣3分
	开放气道: (1) 单人法:操作者站病人头侧,用仰头抬颏法开放气道。 (2) 双人法:一人站在床头,用双手抬下颌法开放气道,另一人挤压气囊送气	10	气道未打开扣5分,手法不正确扣3分
	EC法:小指托下颌角,中指及无名指放在下颌骨处,食指及拇指尽量分开压在面罩上面	12	一项不正确扣3分
	人工呼吸:待储氧袋充满氧气,操作者用单手挤压球囊的1/3~2/3为宜,相当于使400~600 mL气体进入气道内,有规律地挤压球囊以提供足够的吸气/呼吸时间(成人10~12次/分;儿童12~20次/分;婴儿30~40次/分)	12	一项不符合要求扣3分
	观察病人胸廓起伏情况,经面罩透明部分观察病人口唇与面部的颜色变化,通过监护仪器观察血氧饱和度情况	4	未观察不得分,少观察一项扣1分
	协助病人取舒适卧位,整理床单位,交代注意事项	6	一项不符合要求扣2分
	处置用物,洗手,记录	6	一项不符合要求扣2分
综合评价(10分)	关爱病人,体现以病人为中心的服务理念	2	未能体现关爱病人扣2分
	操作熟练流畅,符合规范	4	操作不熟练扣2分 违反原则扣2分
	准确、有效沟通	2	未有效沟通扣2分
	应答切题、流畅	2	回答不出扣2分,回答不完整扣1分

参 考 文 献

[1] 张素.呼吸科护士规范操作指南[M].北京:中国医药科技出版社,2017.
[2] 杨惠花.临床护理技术操作流程与规范[M].北京:清华大学出版社,2016.

（潘爱红　朱　瑞）

第十一节　气管插管抢救配合技术

　　气管插管术是将特制的气管导管通过口腔或鼻腔插入病人气管内,是抢救病人和气管内麻醉的重要技术。有效的气管插管护理配合技术是保证插管过程顺利及有效通气的必要手段。

一、目的

1. 便于机械通气。
2. 解除呼吸道梗阻,清除呼吸道分泌物,保持呼吸道通畅。
3. 气管内给药。

二、核心操作步骤

1. 护士准备。
2. 环境准备。
3. 用物准备。
4. 病人评估:
(1) 评估病人病情、年龄、意识状态、生命体征、有无自主呼吸。
(2) 评估病人是否存在面罩通气困难或困难气道。
(3) 检查病人口腔内黏膜及有无活动义齿。
(4) 评估病人心理状态、配合程度

1. 核对病人信息,解释操作目的,取得配合。
2. 协助病人去枕平卧位,肩下垫枕,头略后仰,调整病床高度,必要时约束,注意保暖。
3. 遵医嘱给予镇痛、镇静、肌松药,做好吸痰准备,配合医生做好简易呼吸器辅助给氧。
4. 协助医生气管插管、拔除管芯、垫牙垫。

危重症护理技术操作规范

5. 协助医生向气囊注 5~10 mL 气体、监测气囊压力(25~30 cmH$_2$O)。

6. 判断气管插管位置,清洁面部,妥善固定导管。

7. 遵医嘱予吸氧或机械通气,观察通气效果。

8. 整理床单位,取合适体位,交代注意事项

1. 处置用物。
2. 洗手,记录

三、注意事项

1. 插管前要充分评估,选择合适的导管型号,成人应选 6~8 号,8 岁以下患儿宜选择无气囊的气管导管。

2. 备齐急救药品及器械:呼吸机、氧气、吸引器、简易呼吸器、听诊器等急救物品,抢救车备于床旁。

3. 插管前要检查口腔有无破溃、牙齿松动、义齿、张口困难、颈部活动障碍、气管压迫等。

4. 插管过程中应密切观察病人的病情变化,动作应轻柔,以防损伤软组织。

5. 气管插管前暂停肠内营养,必要时予胃肠减压。插管过程中观察痰液量、颜色及性状,评估有无胃内容物反流。

6. 注意观察病人意识变化,防止非计划拔管。对躁动者适当约束或应用镇静剂。

7. 对应用机械通气治疗的病人,更换体位时,注意调整呼吸机管道,防止因牵拉造成管路的脱出。

8. 密切配合,分工明确,高效、迅速地完成操作。

四、评分细则及标准

表 1.11　气管插管抢救配合技术操作评分细则及标准

项目	评分细则	分值	评分标准
操作前准备(20分)	护士准备:着装整洁,洗手,戴口罩、帽子	2	一项不符合要求扣 0.5 分
	环境准备:安静整洁,光线充足,清除无关人员	2	一项不符合要求扣 0.5 分
	用物准备:合适型号的气管插管、气管插管导丝、喉镜、一次性喉镜保护片、负压吸引装置(备用状态)、无菌手套、吸痰管、手电筒、棉签、听诊器、无菌治疗碗、无菌纱布、弯盘、注射器(5 mL 或 10 mL)、插管固定胶布或固定器、减压贴、牙垫、必要时备利多卡因、气囊压力监测表、石蜡油	8	缺一用物扣 0.4 分

项目	评分细则	分值	评分标准
	病人评估： (1) 评估病人病情、年龄、意识状态、生命体征、有无自主呼吸。 (2) 评估病人是否存在面罩通气困难或困难气道。 (3) 检查病人口腔内黏膜及有无活动义齿。 (4) 评估病人心理状态、配合程度	8	缺一项扣2分
操作方法与程序（70分）	洗手	2	未洗手扣2分 洗手不规范扣0.5分
	携用物至床旁，核对病人信息，解释操作目的，取得配合	3	未核对病人信息或核对不正确扣1分 未解释操作目的扣1分，解释不全面扣0.5分 未取得配合扣1分
	根据病情取合适体位，协助取去枕平卧位，肩下垫枕，头略后仰，并将床高度调整到适合医生操作的位置，取下床头板，必要时约束，注意保暖	8	未评估体位扣8分 未去枕平卧扣2分 未肩下垫枕、未头后仰、未调整床高度、未去床头板、未保暖、未约束各扣1分
	建立静脉通道，遵医嘱给予镇静、镇痛、肌松药并记录	4	未评估静脉通道扣2分 未遵医嘱给药扣2分
	配合医生使用简易呼吸器辅助呼吸，提高血氧饱和度	3	未做到扣3分
	配合医生选择适合型号的气管插管，检查气囊有无漏气，润滑气管插管插入端	6	一项不符合要求扣2分
	操作过程中与医生紧密配合，如传递喉镜、气管导管，及时吸引明显分泌物	8	不能紧密配合医生扣8分 一项不符合要求扣2分
	插管过程中注意观察病人病情变化，并报告医生，必要时重新协助简易呼吸器给氧	6	插管过程中未能观察病人病情扣3分 未能协助简易呼吸器给氧扣3分
	气管插管成功后，协助拔除导丝，用注射器向气囊内注入5~10 mL气体(气囊压力监测表监测压力为25~30 cmH$_2$O)，护士配合医生检查气管插管是否在位： (1) 操作者面部靠近导管口感觉有无气流或用棉絮观察是否运动。 (2) 若病人无自主呼吸用简易呼吸器挤压，胸部有起伏运动。 (3) 听诊双肺呼吸音对称，说明在气管内，如果不对称，说明插管过深，应调整插管深度	10	未协助拔除导丝扣1分 气囊未充气扣2分 未判断导管位置扣6分(少一项扣2分) 未监测气囊压力扣1分

项目	评分细则	分值	评分标准
	操作结束后,予气管插管内吸痰,保证呼吸道通畅,协助医生再次确认气管插管深度,放置牙垫,清洁面部,妥善固定导管并观察通气效果	12	一项不符合要求扣2分
	整理床单元,协助病人取合适体位(抬高床头大于30°),必要时遵医嘱予以约束和镇静	4	未整理床单元扣1分 未取舒适体位扣2分 未评估约束镇静扣1分
	再次核对病人信息,处置用物,洗手,记录(插管时间、插管过程中病情、插管深度、痰液量及性质、呼吸情况、吸氧方式或通气模式)	4	一项不符合要求扣1分
综合评价(10分)	关爱病人,体现以病人为中心的服务理念	2	未能体现关爱病人扣2分
	操作熟练、规范,导管插入深度适宜,气囊压力合适,气管插管固定牢固	5	一项不符合要求扣1分
	准确、有效沟通	2	未有效沟通扣2分
	应答切题、流畅	1	回答不出扣1分 回答不完整扣1分

参 考 文 献

[1] 易敏.急救护理技术[M].上海:上海第二军医大学出版社,2016.

[2] 张萍.新编实用重症监护学[M].青岛:中国海洋大学出版社,2016.

（郭秀荣 蔡月红）

第十二节 文丘里氧疗温湿化技术

文丘里氧疗温湿化技术是将中心供氧装置连接文丘里装置喷射部分,再连接主动加热湿化器,使用一次性呼吸机螺纹管连接 T 管,最后与病人的人工气道相连,可有效满足病人气道加温加湿的生理需求,减少病人气道水分丢失,从而促进病人的康复。

一、目的

1. 纠正低氧血症。
2. 减少心肌做功。
3. 增加病人舒适度,降低呼吸功,改善通气。

危重症护理技术操作规范

二、核心操作步骤：

1. 护士准备。
2. 环境准备。
3. 用物准备。
4. 病人评估：
(1) 评估病人年龄、病情、意识状态、生命体征、缺氧程度、心理状态、合作程度、需求。
(2) 评估相关化验及各项检查，了解病人既往史、现病史、目前状况。
(3) 评估病人有无文丘里氧疗禁忌证。
(4) 人工气道情况：插管深度、气囊压力、管道通畅程度及固定情况

1. 携用物至病人床旁，核对病人信息、解释操作目的，取得配合。
2. 协助病人取合适体位，吸痰，保持气道通畅。
3. 将气源与文丘里装置正确紧密连接。
4. 灭菌蒸馏水加至湿化罐 1/2 至 2/3 容量；打开湿化罐开关，根据病人病情、气道干湿度调节湿化罐功率大小。
5. 正确组装呼吸机螺纹管。
6. 将文丘里装置与呼吸机湿化罐进气口相连，湿化罐出气口连接呼吸机螺纹管，螺纹管另一端与 T 管相连。
7. 根据医嘱及文丘里标志调节氧流量，检查管路有无漏气，将 T 管与病人人工气道相连。
8. 撤离：断开病人 T 管与人工气道连接端，关闭氧源，关闭湿化罐电源，撤除各管道及湿化罐。
9. 整理床单位，协助病人取舒适体位，交代注意事项

1. 处置用物。
2. 洗手，记录

三、注意事项

1. 正确连接管路，保持管道通畅，防止受压、弯折。

2. 螺纹管环路连接积水杯并将其置于最低位，及时倾倒冷凝水，避免冷凝水进入气道。

3. 注意调节湿化器温度，温度一般保持在 37 ℃，保证相对湿度在 100%。

4. 严格执行无菌技术操作，及时增加湿化罐内灭菌注射用水，防止空罐加热。湿化罐、螺纹管、氧气管如有污染，应及时更换。

5. 保持人工气道通畅，密切观察病人呼吸情况，评估病人吸氧效果，及时复查血气。

四、评分细则及标准

表 1.12　文丘里氧疗温湿化技术操作评分细则及标准

项目	评分细则	分值	评分标准
操作前准备（20分）	护士准备：着装整洁，洗手，戴口罩、帽子	2	一项不符合要求扣0.5分
	环境准备：安静整洁，光线充足，温湿度适宜	2	一项不符合要求扣0.5分
	用物准备：氧气湿化瓶、氧气连接管、已装好滤纸的湿化罐、文丘里、灭菌蒸馏水、呼吸机螺纹管、积水杯、T管、气囊压力监测表、听诊器	5	少一用物扣0.5分
	病人评估： (1) 向病人及家属解释文丘里温湿化氧疗的目的、注意事项及配合要点。 (2) 评估病人年龄、病情、意识状态、生命体征、缺氧程度、心理状态、合作程度、需求。 (3) 气管插管或气管切开套管的深度、气囊压力、管道通畅程度及固定情况	11	未解释文丘里温湿化的目的、注意事项、配合要点各扣1分 未评估病人年龄、病情、意识状态、生命体征、缺氧程度、心理状态、合作程度、需求各扣0.5分 未评估气管插管/套管的深度、气囊压力、管道通畅及固定情况各扣1分
操作方法与程序（70分）	洗手	1	未洗手扣1分 洗手不规范扣0.5分
	携用物至病人床旁，核对病人信息，解释操作目的，取得配合	3	未核对病人信息扣1分 未正确核对病人信息扣0.5分 未解释操作目的扣1分，解释不全面扣0.5分 未取得配合扣1分
	根据病人病情取合适体位	2	未取合适体位扣2分

第一章　呼吸系统护理技术

项目	评分细则	分值	评分标准
	连接电源、气源,安装氧气湿化器,正确紧密连接氧气连接管、文丘里	5	一项不符合要求扣1分
	灭菌蒸馏水加至湿化罐1/2至2/3容量;打开湿化罐开关,根据病人气道干湿度调节湿化罐温度	8	灭菌蒸馏水加至湿化罐位置不正确扣2分 未打开开关扣2分 湿化罐温度调节不正确扣4分
	组装呼吸机螺纹管:将两截螺纹管分别连接上积水杯	3	未正确组装呼吸机螺纹管扣3分
	将文丘里装置与呼吸机湿化罐进气端连接,并将呼吸机螺纹管接在湿化罐出气端,螺纹管另一端与T管连接,检查连接紧密性	5	文丘里连接不正确扣2分 呼吸机螺纹管连接不正确扣1分 未连接T管扣1分 未检查连接紧密性扣1分
	根据医嘱及文丘里标志调节氧流量,检查管路有无漏气	3	氧流量调节错误扣2分 未检查管路有无漏气扣1分
	吸痰,确保呼吸道通畅	4	连接前未检查气道是否通畅扣4分
	将T管与病人人工气道相连	2	不符合要求扣2分
	评估病人通气后状况,观察病人呼吸频率、血氧饱和度、胸廓起伏情况,听诊两肺呼吸音	8	少评估一项扣2分
	使用中观察病人生命体征情况,保持气道通畅	7	少一项扣3.5分
	根据医嘱撤离文丘里氧疗温湿化装置,核对病人信息,解释操作目的,取得配合	4	未核对病人信息扣2分,核对不正确扣1分 其余一项不符合要求扣1分
	断开病人T管与人工气道连接端,关闭氧源,关闭湿化罐电源,撤除各管道及湿化罐	5	一项不符合要求扣1分
	整理床单位,协助病人取舒适体位,交代注意事项	7	未整理床单位扣2分 病人卧位不舒适扣2分 未交代注意事项扣3分
	处置用物、洗手、记录	3	一项不符合要求扣1分
综合评价(10分)	关爱病人,体现以病人为中心的服务理念	2	未能体现关爱病人扣2分
	操作熟练、正确、流畅	4	操作不熟练扣2分 操作不规范扣2分
	准确、有效沟通	2	未有效沟通扣2分
	应答切题、流畅	2	回答不正确扣2分 回答不完整扣1分

危重症护理技术操作规范

参 考 文 献

[1] 张素.呼吸科护士规范操作指南[M].北京:中国医药科技出版社,2017.

(刘 钢 蔡月红)

第十三节 纤维支气管镜配合技术

纤维支气管镜(简称纤支镜)是一种导光器械,能将影像从一端传至另一端,具有镜体细、可弯曲、视野范围大、可直接看清气管的第三甚至第四级分支,并且可以直接吸痰、钳夹咬取组织做病理检查或用毛刷刷出细胞行细胞学检查等优点,操作方便,病人痛苦小,为呼吸系统疾病诊断和治疗的重要工具。

一、目的

1. 清除气道内分泌物,保持气道畅通。
2. 局部注入抗生素,配合全身给药治疗。
3. 对可疑病变部位进行活检采样,为疾病诊断提供可靠依据。
4. 协助气管插管、胃管放置及气道介入等治疗。

二、核心操作步骤

---

1. 护士准备。
2. 环境准备。
3. 用物准备。
4. 病人评估:
(1) 评估病人对纤支镜术的了解程度,解释操作目的及配合要点,并签署知情同意书。
(2) 评估病人病情、意识、过敏史、支气管哮喘史及基础疾病史。
(3) 术前禁食4～6 h。
(4) 评估纤支镜插入途径、呼吸道情况及人工气道的管径

---

1. 携用物至床旁,核对病人信息,解释操作目的,取得配合。
2. 去除床头板,病人取平卧位,不能平卧的病人取半卧位或坐位,将病床调节至适宜的高度。
3. 及时清除口、鼻腔、气囊上滞留物及气道分泌物,保持呼吸道通畅。

---

4. 给予病人高浓度氧气吸入：经口、鼻插镜者鼻导管吸氧流量可调至 8～10 L/min；经人工气道插镜的机械通气病人可调节氧浓度至 100%，停用或降低呼吸末正压通气（PEEP）。

5. 打开无菌换药包，戴无菌手套，倒生理盐水于换药碗中，抽吸 2% 利多卡因 4 mL 备用。

6. 检查并润滑纤维支气管镜前端，持续进行心电监护，确保负压吸引装置处于备用状态。

7. 密切配合医生及时传递所需物品（利多卡因、无菌生理盐水、无菌换药碗、标本采集器等），并协助固定及冲洗导管。

8. 操作过程中，严密观察病人意识、生命体征变化情况。若有出血，及时传递止血药，遵医嘱给予止血处理；若出现意外情况，及时通知医师，配合抢救。

9. 协助退出纤维支气管镜，擦拭病人口、鼻处分泌物，观察呼吸频率、深度、节律和口唇颜色，维持血氧饱和度在 95% 以上；机械通气病人应检查并妥善固定人工气道，听诊双肺呼吸音，遵医嘱调节呼吸机参数。

10. 整理床单位，协助病人取舒适体位，交代注意事项

1. 处置用物。
2. 洗手，记录

三、注意事项

1. 检查前给予病人 8～10 L/min 的高流量氧气吸入；机械通气病人给予 100% 纯氧。15 min 后，若病人的血氧饱和度仍始终低于 90%，则应暂缓检查。

2. 病人术前 4～6 h 禁食、禁水，体质较弱者给予 50% 葡萄糖液静脉注射，以防发生低血糖。经口、鼻插镜者术后禁食 2 h，以防误吸。2 h 后，进温凉流质或半流质饮食。

3. 术前清洁口腔。如有活动或可能脱落的牙齿，应及时告知医生，取出义齿。

4. 术前给予局麻。局部表面麻醉前先询问病人有无药物过敏史，并嘱病人咳出气管内分泌物，然后清洁鼻腔和咽喉部，给予 2% 利多卡因 10 mL 雾化吸入，也可用利多卡因喷射咽喉部，做黏膜表面麻醉。

5. 应根据气管插管内径选择纤维支气管镜外径，气管插管内径必须大于纤维支气管镜外径 1.5～2 mm。

6. 鼓励病人轻咳出痰液及血液；术后 30 min 内减少说话，使声带得到充分休息，如有声嘶或咽喉部疼痛，可予雾化吸入。

7. 密切观察病人有无发热、胸痛；有无呼吸道出血，若为痰中带血丝，一般不需特殊处理，如出血较多，应及时通知医生，并配合处理。注意有无胸闷、气急等情况，少数病人可并发气胸。

8. 术中所取标本妥善处理,及时送检;必要时遵医嘱应用抗生素,防治呼吸道感染。

9. 疑有活动性肺结核病人应采用专用纤维支气管镜,并做好消毒隔离工作。

10. 对于肝功能异常、表面抗原阳性病人,应安排在最后进行检查,并做好解释工作,防止交叉感染。

四、评分细则及标准

表 1.13　纤维支气管镜配合技术操作评分细则及标准

项目	评分细则	分值	评分标准
操作前准备（20分）	护士准备:着装整洁,洗手,戴口罩、帽子	2	一项不符合要求扣0.5分
	环境准备:整洁安静,光线适宜	2	未评估环境扣2分 一项不符合要求扣1分
	用物准备:纤维支气管镜、无菌换药包、无菌纱布、2%利多卡因（2支）、无菌润滑油、生理盐水、10 mL注射器（2个）、标本采集用物、无菌手套、负压吸引装置、抢救器械与药品	10	少一用物扣1分,扣完为止
	病人评估: (1) 评估病人病情、意识、过敏史、支气管哮喘史及基础疾病史。 (2) 术前禁食4~6 h。 (3) 评估纤支镜插入途径、呼吸道情况及人工气道的管径	6	一项未评估扣2分
操作方法与程序（70分）	洗手	1	未洗手扣1分 洗手不规范扣0.5分
	携用物至床旁,核对病人信息,解释操作目的,取得配合	4	未核对病人信息扣2分 未解释操作目的扣1分 未取得配合扣1分 解释不全面扣0.5分
	调节病床至适宜高度,去除床头板,取平卧位,肩下垫一薄枕;不能平卧的病人,可取半卧位或坐位	4	未取正确体位扣4分
	及时清除口、鼻腔、气囊上滞留物及气道分泌物,保持呼吸道通畅	2	未及时清除口腔及气道分泌物扣2分
	给予病人高浓度氧气吸入,经口、鼻插镜者鼻导管吸氧流量可调至8~10 L/min;经人工气道插镜的病人可调节氧浓度至100%,停用或降低PEEP	4	未给予高浓度给氧扣2分 未停用或降低PEEP扣2分
	打开无菌换药包,戴无菌手套,倒生理盐水于换药碗中,抽吸2%利多卡因4 mL备用	4	未倒生理盐水于换药碗中扣1分 未抽吸局麻药扣1分 违反无菌原则扣2分

项目	评分细则	分值	评分标准
	检查纤维支气管镜镜面是否清晰并润滑前端,检查心电监护仪、吸痰器性能是否良好	3	一项未做扣1分
	机械通气者连接呼吸机延长管于人工气道处。对于经气管切开或气管插管插镜者(气管插管者须松解牙垫),应协助将导管稍向上固定,防止插镜时导管向下移位	4	机械通气者未连接呼吸机延长管扣2分 牙垫未松扣2分
	当纤维支气管镜进入主支气管腔隆突上、右主支气管、左主支气管时,应配合医生实施局部麻醉(一般选择2%利多卡因2~4 mL),每次注入局麻药后停留1 min,让局麻药充分起效	6	未及时配合医生实施局部麻醉扣2分 其余一项不符合要求扣2分
	按无菌操作原则传递生理盐水换药碗和标本收集管,配合医生抽取生理盐水10~30 mL进行局部冲洗并正确留取标本	6	一项未做到扣2分
	严密观察病人意识、生命体征变化情况,若出现意外情况,及时通知医师,积极配合抢救	12	未及时发现病情变化扣6分 未能协助医生处理紧急情况扣6分
	协助医生退出纤维支气管镜;退镜时妥善固定人工气道导管,防止退镜时导管向上移位或脱出,保证有效通气及供氧	4	人工气道移位扣2分 未协助退出纤维支气管镜扣2分
	擦拭病人口、鼻处分泌物,观察呼吸频率、幅度、节律和口唇颜色,维持血氧饱和度在95%以上。听诊双肺呼吸音,机械通气病人调节呼吸机参数至正常合理水平	8	未擦拭分泌物扣2分 未观察生命体征扣2分 未听诊双肺呼吸音扣2分 未调节呼吸机参数扣2分
	整理床单位,协助病人取舒适体位,交代注意事项	4	未交代注意事项扣2分 其余一项未做扣1分
	正确处置用物:用后的纤维支气管镜按纤维支气管镜清洗消毒程序处理并登记,或送消毒供应中心消毒处理并做好登记。洗手、记录	4	未正确处置用物扣2分 未洗手、未记录各扣1分
综合评价(10分)	关爱病人,体现以病人为中心的服务理念	2	未能体现关爱病人扣2分
	操作熟练、规范,严格执行无菌技术操作	4	操作不熟练扣1分 操作不规范扣1分 违反无菌原则扣2分
	准确、有效沟通	2	未有效沟通扣2分
	应答切题、流畅	2	未回答或回答错误扣2分 回答不完整扣1分

参 考 文 献

[1] 葛静.纤支镜用于气管插管病人肺泡灌洗术的护理配合[J].实用临床护理学电子杂志,2019,4(7):43-44.

（高学兰 蔡月红）

第十四节 膨 肺 技 术

膨肺技术是指通过使用简易呼吸气囊产生较大的潮气量使病人肺部膨胀,然后迅速放松简易呼吸气囊,形成高肺泡-大气压梯度差,产生较快速的呼出气流,使呼吸道内的分泌物向下级气道移动,以便于其顺利排出的过程。

一、目的

1. 预防、治疗肺不张,有效改善通气。
2. 促进痰液排出,减轻肺部炎症。

二、核心操作步骤

1. 护士准备。
2. 环境准备。
3. 用物准备 。
4. 病人评估:
(1) 评估病人年龄、病情、意识状态、生命体征、缺氧程度、心理状态、合作程度、需求。
(2) 评估气管插管/套管的型号、气囊压力、固定情况及气道通畅程度。
(3) 评估有无禁忌证,如肺大疱、血流动力学不稳定等

1. 核对病人信息,解释操作目的,取得配合。
2. 根据病情取合适体位,充分吸痰后,给予病人 2 min 纯氧吸入。
3. 操作者正确连接简易呼吸囊,充氧,调节氧气流量为 10 L/min。
4. 分离呼吸机连接,将简易呼吸囊与病人人工气道连接,以 10～12 次/分的频率或顺着病人的呼吸节律挤压呼吸囊,送气量为病人平时潮气量的 1.5～2 倍(挤压呼吸囊球体的 1/2～2/3),每次挤压末期屏气 2 s,快速松开球囊,放气。

5. 持续挤压呼吸囊 2 min 后，断开呼吸囊，再次给予充分吸痰。

6. 重复上述膨肺、吸痰步骤 2~3 次，再将人工气道与呼吸机相连，并给予病人 2 min 纯氧吸入。

7. 操作过程中严密观察病人生命体征变化。

8. 整理床单位，协助病人取舒适体位，交代注意事项

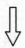

1. 处置用物。
2. 洗手，记录

三、注意事项

1. 膨肺前彻底吸净大呼吸道分泌物，以免将分泌物挤进远端小支气管。

2. 膨肺吸痰对循环系统有一定的影响，膨肺时间为 2 min，在此期间应密切观察病人的心率、心律、血压、血氧饱和度和吸痰时的反应，注意有无发绀等情况，如病人出现不适，应立即停止操作。

4. 操作前 30 min 暂停进食，防止操作中出现反流、误吸。

5. 严格执行无菌技术操作。

四、评分细则及标准

表 1.14　膨肺技术操作评分细则及标准

项目	评分细则	分值	评分标准
操作前准备（20分）	护士准备：着装整洁，洗手，戴口罩、帽子。	2	一项不符合要求扣 0.5 分
	环境准备：安静整洁，光线充足	2	未评估环境扣 2 分 其余一项不符合要求扣 1 分
	用物准备：负压吸痰装置、氧气装置、纱布、听诊器、简易呼吸囊、气囊压力监测表、氧气连接管	6	少一用物扣 1 分
	病人评估： (1) 评估病人年龄、病情、意识状态、生命体征、缺氧程度、心理状态、合作程度、需求。 (2) 评估气管插管/套管的型号、气囊压力、固定情况及气道通畅程度。 (3) 评估有无禁忌证，如肺大疱、血流动力学不稳定等。 (4) 解释膨肺吸痰目的、注意事项及配合要点	10	未解释膨肺吸痰目的、注意事项、配合要点各扣 1 分 其他一项未评估扣 0.5 分

项目	评分细则	分值	评分标准
操作方法与程序（70分）	洗手	1	未洗手扣1分 洗手不规范扣0.5分
	携用物至病人床旁，核对病人信息，解释操作目的，取得配合	4	未核对病人信息、未解释操作目的各扣2分 核对、解释不符合要求各扣1分
	根据病情协助病人取合适体位，充分吸痰后，给予病人2 min纯氧吸入	7	未充分吸痰扣3分 未取合适体位、未给予纯氧各扣2分
	正确连接简易呼吸囊、储氧袋、氧气连接管，将连接管与氧气装置连接，调节氧流量至10 L/min，充氧	5	连接不正确不得分 未连接氧气扣2分 流量调节错误扣2分
	分离呼吸机，将简易呼吸囊与人工气道连接，以10～12次/分的频率或顺着病人的呼吸节律缓慢均匀挤压呼吸囊，送气量为病人平时潮气量的1.5～2倍（挤压呼吸囊球体的1/2～2/3），每次挤压末期屏气2 s，快速松开球囊，放气	25	频率（或节律）不符合要求扣5分 送气量不符合要求扣5分 挤压末期没有屏气扣5分 未做到缓慢送气、快速放气各扣5分
	持续挤压呼吸囊2 min后，断开呼吸囊，再次给予充分吸痰	10	持续时间不正确扣6分 吸痰方式不正确扣4分
	重复上述膨肺、吸痰步骤2～3次，再将人工气道与呼吸机相连，并给予病人2 min纯氧吸入	6	步骤、次数不正确扣4分 未吸入纯氧扣2分
	操作过程中严密观察病人生命体征变化	4	未观察生命体征扣4分
	整理床单位，协助病人取舒适体位，交代注意事项	4	未整理床单位扣1分 病人卧位不舒适扣1分 未交代注意事项扣2分
	处置用物，洗手，记录	4	未处置用物扣2分 用物处置不符合要求扣1分 未洗手、未记录各扣1分
综合评价（10分）	关爱病人，体现以病人为中心的服务理念	2	未能体现关爱病人扣2分
	操作熟练、规范，严格执行无菌技术操作	4	操作不熟练扣1分 违反无菌原则扣2分 操作不规范扣1分
	准确、有效沟通	2	未有效沟通扣2分
	应答切题、流畅	2	回答不正确扣2分 回答不全面扣1分

第一章　呼吸系统护理技术

参 考 文 献

[1]　马美丽,高晓燕,王景梅.专科护理技术操作流程及评分标准[M].北京:军事医学科学出版社,2014.

（刘　钢　蔡月红）

第十五节　机械振动排痰技术

　　机械振动排痰技术是指通过仪器振动,松动痰液而利于痰液咳出,其基于物理定向叩击原理,由机械提供垂直力和水平力,可根据病人的病情、体重指数调节振动频率以传导到深部组织,从而作用于深部的细小气道,有效排出深部组织的痰液,改善肺通气状况。

一、目的

1. 协助术后、体弱病人增强排出呼吸系统痰液等分泌物的能力。
2. 改善肺部血液循环,促进呼吸肌产生咳嗽反射,有利于机体康复。
3. 预防、减少呼吸系统并发症的发生。

二、核心操作步骤

1. 护士准备。
2. 环境准备。
3. 用物准备 。
4. 病人评估:
(1) 评估病人病情、年龄、意识状态、心理状态、配合程度。
(2) 评估病人自主咳痰能力及呼吸道情况。
(3) 评估病人背部或胸部皮肤情况

1. 携用物至床旁,核对病人信息,解释操作目的,取得配合。
2. 协助病人取正确体位。
3. 根据叩击部位选择叩击头(年老体弱、胸部外伤者宜选用钝状接头,青壮年可选用圆形滑面橡皮接头,胸腔闭式引流病人宜选用小号圆形海绵接头),正确安装。

4. 接通电源,打开开关。根据病情和体质情况调节振动频率,一般为 20～35 次/秒,定时 10～15 min。

5. 将叩击头紧密贴合叩击部位进行排痰,按照从外至内、从下至上(下肺)、从上往下(上肺)的顺序进行振动排痰,每个部位振动时间 1～2 min,重点治疗病变部位:先叩拍 3～5 min,再振动 3～5 min(叩拍:振动频率较小,振动部位与操作柄垂直;振动:振动频率较大,振动部位与操作柄平行)。

6. 指导病人有效咳嗽,无力咳嗽病人可予人工气道吸痰。

7. 操作过程中,严密观察病人面色、生命体征,有无呛咳、缺氧及耐受情况。若病人有不适主诉或病情变化,及时暂停治疗。

8. 治疗完毕,进行肺部听诊,评估排痰效果:双肺呼吸音或痰鸣音较前听诊有无好转。

9. 整理床单位,协助病人取舒适体位,交代注意事项

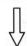

1. 处置用物。
2. 洗手,记录

三、注意事项

1. 严格掌握振动排痰禁忌证:出血性疾病或凝血功能异常有发生出血倾向者;气胸、胸壁疾病;肺出血及咯血;房颤、室颤等各种心律失常;急性心梗,不能耐受振动的病人。

2. 治疗时间的选择。每日治疗 2～4 次,选择餐前 1～2 h 或餐后 2 h 进行治疗;为了提高治疗效果,治疗前 20 min 进行雾化吸入治疗,治疗后 5～10 min 鼓励病人自主咳痰或吸痰。

3. 为避免交叉感染,排痰仪叩击头应尽量使用一次性叩击罩。

4. 排痰仪的基本治疗频率为 20～35 次/秒,使用叩击接合器治疗时,频率不能超过 35 次/秒。

5. 使用叩击接合器治疗时,要让叩击接合器上的箭头始终向着病人的主气道,并在痰多部位稍作停留。叩击头应避开心脏、乳腺、肝脏和肾脏等重要器官,以及肿瘤部位。

6. 使用排痰仪治疗过程中,应注意观察病人的呼吸、氧合及耐受情况,有无胸闷、憋气、呼吸困难等不适主诉。

7. 注意观察有无疼痛、心律失常等并发症的发生,并做好对症处理。

8. 排痰后询问病人感受,观察咳痰情况,听诊肺部呼吸音。

四、评分细则及标准

表 1.15　机械振动排痰技术操作评分细则及标准

项目	评分细则	分值	评分标准
操作前准备（20分）	护士准备：着装整洁，洗手，戴口罩、帽子	2	一项不符合要求扣0.5分
	环境准备：安静整洁，光线适宜	2	未评估环境扣2分 一项不符合要求扣1分
	用物准备：排痰仪、叩击头、负压吸引装置、一次性吸痰包、听诊器、弯盘、纱布	7	少一用物扣1分
	病人评估： (1) 评估病人病情、年龄、意识状态、心理状态、配合程度。 (2) 评估病人自主咳痰能力及呼吸道情况。 (3) 评估病人背部或胸部皮肤情况	9	少评估一项扣1分
操作方法与程序（70分）	洗手	1	未洗手扣一分
	携用物至床旁，核对病人信息，解释操作目的，取得配合	4	未核对病人信息、未解释操作目的各扣2分 核对、解释不符合要求各扣1分
	协助病人取正确体位	3	体位不正确扣3分
	根据叩击部位选择叩击头，正确安装	4	叩击头型号不合适扣2分 安装错误扣2分
	接通电源，打开开关。根据病情和体质情况调节振动频率，一般是20～35次/秒，定时10～15 min	12	未接通电源扣2分 频率设置错误扣5分 时间设置错误扣5分
	将叩击头紧密贴合叩击部位进行排痰，按照从外至内、从下至上、从下往上的顺序进行振动排痰，每个部位振动时间1～2 min	14	顺序不正确扣4分 未充分紧密贴合皮肤扣5分 振动时间不够扣5分
	指导病人有效咳嗽或及时行人工气道吸痰	8	未指导病人有效咳嗽扣4分 未进行人工气道吸痰扣4分
	振动过程中，注意倾听病人的不适主诉，严密观察病人的面色、呼吸、生命体征，有无呛咳、缺氧及耐受情况，并观察分泌物的性状、颜色及量	8	少评估一项扣1分
	若病人有不适主诉或病情变化，及时暂停治疗	4	处理不正确不得分
	治疗完毕，进行肺部听诊，评估效果	4	未评估效果不得分

项目	评分细则	分值	评分标准
	整理床单位,协助病人取舒适体位,交代注意事项	4	未交代注意事项扣2分 其他一项未做扣1分
	处置用物,洗手,记录	4	未正确处置用物扣2分 未洗手、记录各扣1分
综合评价（10分）	关爱病人,体现以病人为中心的服务理念	2	未能体现关爱病人扣2分
	操作熟练、规范,避免交叉感染	4	操作不熟练扣1分 操作不规范扣1分 违反消毒隔离规范扣2分
	准确、有效沟通	2	未有效沟通扣2分
	应答切题、流畅	2	未回答或回答错误扣2分 回答不全面扣1分

参 考 文 献

[1]　王立斌,庞剑.振动排痰仪在慢性阻塞性肺疾病治疗中的应用价值[J].中国实用乡村医生杂志,2018,25(4):49-51.

[2]　俞志女.振动排痰机在重度颅脑损伤气管切开病人护理中的应用[J].现代实用医学,2016(3):410-412.

（郭秀荣　蔡月红）

第十六节　胸部叩击排痰技术

胸部叩击排痰技术是通过叩拍和振动使附着在气道壁上的黏稠痰液松动,促进痰液排出,防止肺不张和肺部感染等并发症、改善呼吸功能的一类治疗方法。

一、目的

1. 利于痰液排出,防止气道分泌物潴留,促进肺泡复张。
2. 改善通气/血流比例及呼吸功能。
3. 通过锻炼,改善心肺贮备功能。

二、核心操作步骤

> 1. 护士准备。
> 2. 环境准备。
> 3. 用物准备。
> 4. 病人评估：
> (1) 评估病人意识状态、生命体征、病史（既往史、症状、体征等）、体格检查（神经、骨骼肌、胸肺）、辅助检查（血气分析、细菌学监测、胸片、CT等）。
> (2) 评估病人心理状态、合作程度、需求。
> (3) 停止鼻饲，进食病人需休息2h。
> (4) 评估病人有无呼吸困难及其程度，咳痰的难易程度

> 1. 携用物至病人床旁，核对病人信息，解释操作目的，取得配合。
> 2. 通过听诊、读片判断痰鸣音集中的部位。
> 3. 协助病人取合适体位（侧卧或坐位），保护皮肤，注意保暖。
> 4. 叩击：五指并拢使手掌成空杯状，利用腕力快速有节奏叩击背部。
> 5. 振动：病人深呼吸，呼气时护士手掌紧贴胸壁，施加一定的压力并做上、下抖动，病人吸气时停止振动。
> 6. 鼓励有效咳嗽或吸痰。
> 7. 叩击过程中密切观察病人病情、生命体征。
> 8. 评估治疗效果。
> 9. 整理床单位，协助病人取舒适体位，交代注意事项

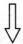

> 1. 处置用物。
> 2. 洗手，记录

三、注意事项

1. 叩击治疗宜选择在餐前30 min或餐后2 h进行。

2. 操作前评估病人有无叩击禁忌证：严重心律失常、血流动力学不稳定；肺部血栓、肺出血、肺挫裂伤；胸壁开放性损伤、胸部皮肤破溃和感染、未经引流的气胸、胸肋骨骨

折;脊柱疾病、骨质疏松;凝血机制异常等。

3. 结合胸片或 CT,确定叩击部位,根据病情,每天进行 2~6 次。

4. 避免叩击心脏、乳腺、肾脏和肝脏等重要脏器及肿瘤部位。

5. 叩击会增加缝合切口张力,做植皮和脊柱手术的病人应特别注意。

四、评分细则及标准

表 1.16　胸部叩击排痰技术操作评分细则及标准

项目	评分细则	分值	评分标准
操作前准备(20分)	护士准备:着装整洁,洗手,戴口罩、帽子	2	一项不符合要求扣 0.5 分
	环境准备:安静整洁,光线充足,温湿度适宜,保护病人隐私	5	一项不符合要求扣 1 分
	用物准备:听诊器、毛巾(必要时)、屏风、软枕、吸痰装置,吸痰包	6	少一用物扣 1 分
	病人评估: (1) 评估病人意识状态、生命体征、病史(既往史、症状、体征等)、体格检查(神经、骨骼肌、胸肺)、辅助检查(血气分析、细菌学监测、胸片、CT 等)。 (2) 评估病人心理状态、合作程度、需求。 (3) 停止鼻饲,进食病人需休息 2 h。 (4) 评估病人有无呼吸困难及其程度,咳痰的难易程度	7	少评估一项扣 1 分
操作方法与程序(70分)	洗手	1	未洗手扣 1 分 洗手不规范扣 0.5 分
	携用物至病人床旁,核对病人信息,解释操作目的,取得配合	3	未核对病人信息扣 2 分 未解释操作目的扣 1 分 未取得配合扣 1 分
	听诊双肺,判断痰鸣音集中的部位;阅读 X 线胸片,判断炎性灶所在的肺叶或肺段	5	未听诊扣 3 分 听诊不正确扣 1 分 未了解胸片扣 2 分
	协助病人取侧卧或坐位,叩击部位用薄毛巾或其他保护物包盖以保护皮肤,注意保暖	5	未取合适体位扣 3 分 未保护皮肤扣 1 分 未关注保暖扣 1 分

续表

项目	评分细则	分值	评分标准
	五指并拢成空杯状,利用腕力快速有节奏叩击胸部,叩击幅度以 8 cm 左右为宜,叩击频率为 2~5 次/秒,每个治疗部位重复时间 3~5 min,单手或双手交替叩击。叩击原则:从下至上、从外至内,避开乳房和心脏,勿在脊柱、骨突部位进行	20	叩击手法不正确扣 4 分 叩击幅度不正确扣 4 分 叩击频率不正确扣 4 分 叩击原则错误扣 4 分 叩击时间不正确扣 4 分
	嘱病人深呼吸,呼气时护士手掌紧贴胸壁,施加一定的压力并做上、下抖动,病人吸气时停止振动。振动频率为 12~20 次/秒,每个治疗部位振动时间为 3~5 min。注意振动紧跟叩击后进行,并只在呼气时振动	15	振动手法不正确扣 4 分 振动时机不正确扣 4 分 振动频率不正确扣 4 分 振动时间不正确扣 3 分
	鼓励有效咳嗽,咳嗽无力的病人给予经人工气道吸痰	4	未做到扣 4 分
	操作中应密切观察病人病情、生命体征变化,听取病人主诉	6	一项未做到扣 2 分
	评估治疗效果:排痰后再次进行肺部听诊	5	未评估治疗效果扣 5 分
	整理床单位,协助病人取舒适体位,交代注意事项	3	一项不符合要求扣 1 分
	处置用物,洗手,记录	3	一项不符合要求扣 1 分
综合评价(10分)	关爱病人,体现以病人为中心的服务理念	2	未能体现关爱病人扣 2 分
	操作熟练、正确、流畅	4	操作不熟练扣 2 分 操作不规范扣 2 分
	准确、有效沟通	2	未有效沟通扣 2 分
	应答切题、流畅	2	回答不正确扣 2 分 回答不完整扣 1 分

(姚秀英　蔡月红)

第十七节　俯卧位通气翻身技术

俯卧位通气(Prone Position Ventilation,PPV)翻身技术是通过翻身床、翻身器械或采用人工徒手方法使病人在俯卧位进行机械通气的方法,作为肺保护策略的一种手段,主要用于改善 ARDS 病人的氧合。

危重症护理技术操作规范

一、目的

1. 纠正低氧血症。
2. 改善通气。
3. 行气道引流。

二、核心操作步骤

1. 护士准备。
2. 环境准备。
3. 用物准备。
4. 病人评估：
(1) 评估病人做 PPV 的适应证及禁忌证。
(2) 评估病人病情及相关化验及各项检查。
(3) 评估病人生命体征及皮肤、管路等情况

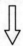

1. 核对病人身份信息，充分吸引呼吸道分泌物和痰液，固定管路，保护皮肤，停止肠内营养应用。
2. 使用翻身床者，按翻身床使用和操作方法转换体位。
   使用普通床者，位置与分工如下：
   第一人位于床头，负责呼吸机管道和人工气道的固定、头部安置和发出口令。
   第二人位于左侧床头，负责固定监护仪导线及同侧管路。
   第三人位于左侧床尾，负责固定尿管及该侧下方管道以及腿部的摆放。
   第四人位于右侧床头，负责固定该侧管道。
   第五人位于右侧床尾，负责固定该侧管道。
   必要时一人负责放软枕。再次确认病人生命体征平稳。
3. 第一人发出口令后，固定头部，床两侧四人同时将病人托起，先移向床的一侧（一般移向深静脉置管侧为宜），将病人对侧手置于其臀下，然后将病人转为 90°侧卧，在病人面部、胸部、会阴部及双膝垫以软枕，双肩、双膝、面部、前额使用防压力性损伤敷料，左右交接（管道和体位）。第二人负责将电极片按正确位置贴在病人背部并观察病人生命体征。
4. 翻身后，将病人头部垫高 20°～30°，头下垫凹形枕，使颜面部悬空，以避免人工气道受压，病人双手可平行放于身体两侧或头两侧。开放夹闭的管道，检查管道通畅及固定情况

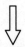

```
1. 处置用物。
2. 洗手,记录
```

三、注意事项

1. 与清醒病人或家属充分沟通,解释操作目的。

2. 注意保证病人安全:改变体位前,完成病人口腔护理等基础护理,有伤口的先完成换药。观察病人各项生理指标,选择最适当的翻身方法,充分镇静以减少耗氧量,防止病人因焦虑、紧张、烦躁等导致受伤或导管滑脱。

3. 实施俯卧位通气前,充分吸净病人口鼻腔及气道内痰液或分泌物;体位转换前0.5~1 h停止鼻饲,抽吸胃内容物或行胃肠减压;行俯卧位通气治疗过程中,应注意监测胃残余量,及时调整肠内营养输入速度,防止呕吐、反流、误吸。

4. 保持管路在位、通畅,防止因更换体位或病人躁动等原因导致非计划性拔管。

5. 密切观察病人生命体征变化(含意识及瞳孔对光反射等情况),定时监测动脉血气结果,并遵医嘱调整呼吸机模式、参数。

6. 注意病人受压部位皮肤的保护,采取有效减压措施,避免长时间受压。

7. 根据病人病情决定每日俯卧位通气时间。

8. 遇以下情况,应终止俯卧位通气:① 心跳骤停;② 严重的血流动力学不稳定;③ 恶性心律失常;④ 可疑的气管导管移位;⑤ 俯卧位通气后血氧饱和度未改善或较前有下降。

四、评分细则及标准

表 1.17　俯卧位通气翻身技术操作评分细则及标准

项目	评分细则	分值	评分标准
操作前准备(20分)	护士准备:着装整洁,洗手,戴口罩、帽子	3	一项不符合要求扣1分
	环境准备:安静整洁,光线充足	2	未评估环境扣2分 其余一项不符合要求扣1分
	用物准备:凹形枕、软枕、中单、电极片、泡沫敷料、负压吸引装置,必要时备抢救药品	7	少一用物扣2分
	病人评估: (1) 评估病人病情、意识状态、镇静程度、生命体征、心理状态、合作程度、需求、有无禁忌证、腹部伤口。 (2) 评估各导管固定及皮肤情况	8	一项未评估扣1分

项目	评分细则	分值	评分标准
操作方法与程序（70分）	携用物至病人床旁,核对病人信息,解释操作目的,取得配合	4	未核对病人信息、未解释操作目的各扣2分
	体位转换前0.5~1 h停止鼻饲,并夹闭胃管,必要时抽吸胃内容物或行胃肠减压	4	一项未做到扣2分
	检查伤口敷料情况,必要时更换;检查各管道情况,妥善固定并夹闭;保护皮肤、受压部位(在病人面部、胸部、会阴部及双膝垫以软枕,双肩、双膝、面部、前额使用防压力性损伤敷料)	8	未检查管道扣3分 未检查敷料扣3分 未保护皮肤扣2分
	使用翻身床者,按翻身床使用和操作方法转换体位。 使用普通床者,位置与分工: 第一人位于床头,负责呼吸机管道和人工气道的固定、头部安置和发出口令。 第二人位于左侧床头,负责固定监护仪导线及同侧管路。 第三人位于左侧床尾,负责固定尿管及该侧下方管道以及腿部的摆放。 第四人位于右侧床头,负责固定该侧管道。 第五人位于右侧床尾,负责固定该侧管道。 必要时一人负责放软枕。再次确认病人生命体征平稳	10	分工不正确扣5分 其余一项不符合要求扣2分
	第一人发出口令后,固定头部,床两侧四人同时将病人托起,先移向床的一侧(一般移向深静脉置管侧为宜),将病人对侧手置于其臀下,然后将病人转为90°侧卧,左右交接(管道和体位)。第二人负责将电极片按正确位置贴在病人背部并查看病人生命体征	15	未发口令扣4分 未向一边移动扣3分 其余一项不符合要求扣2分
	俯卧位后,将头部垫高20°~30°,头下垫凹形枕,使颜面部悬空,避免人工气道受压;病人双手可置于身体两侧或头两侧	10	未抬高头部扣4分 未使颜面部悬空扣3分 未将双手处于功能位扣3分
	翻身过程中严密观察病人生命体征变化	4	未观察生命体征变化扣4分
	协助病人身体各部位处于功能位,保证病人舒适度	3	未取功能位扣3分 体位不适宜扣2分
	开放夹闭的管道,检查管道通畅及固定情况	4	未开放夹闭的管道扣2分 未检查通畅与固定情况扣2分

续表

项目	评分细则	分值	评分标准
	整理床单位,交代注意事项	4	未整理床单位扣2分 未交代注意事项扣2分
	处置用物,洗手,记录	4	用物处置不符合要求扣2分 未洗手、记录各扣1分
综合评价(10分)	关爱病人,体现以病人为中心的服务理念	2	未能体现关爱病人扣2分
	操作熟练、流畅,符合规范,配合协调	4	操作不熟练扣2分 配合不协调扣2分
	准确、有效沟通	2	未有效沟通扣2分
	应答切题、流畅	2	回答不出扣2分,回答不完整扣1分

参 考 文 献

[1] 许艳,冯波,姚媛媛,等.改良式俯卧位降低俯卧位通气病人压力性损伤发生率的临床研究[J].中国实用护理杂志,2019,35(9):663-667.

[2] 王琼,鞠林芹,代小蓉,等.俯卧位通气床垫的设计与运用[J].护士进修杂志,2016,31(5):405.

(方秀花　朱　瑞)

第十八节　体外膜肺氧合护理技术

体外膜式氧合器氧合(Extra Corporeal Membrane Oxygenation,ECMO)是以体外循环系统为基本设备,采用体外循环技术进行操作和管理的一种辅助治疗手段。ECMO将血液从体内引到体外,经膜式氧合器氧合后用离心泵将血液灌回体内,能有效改善低氧血症及循环灌注不足,从而使全身的氧供和血流动力学处于相对稳定的状态。ECMO可进行长时间的心肺辅助支持,让心脏和肺得到充分休息,为我们积极治疗原发病,促使心肺功能恢复赢得宝贵时间。

一、目的

1. 保障组织灌注,改善低氧血症。
2. 等待心肺功能恢复。
3. 等待心肺移植。

ECMO 的转流途径如下：

（1）静脉-静脉转流（V-V）：支持单纯呼吸辅助，无循环辅助。插管位置常采用右颈内静脉—右股静脉插管方式。

（2）静脉-动脉转流（V-A）：可同时支持呼吸辅助和循环辅助。插管位置常采用股静脉—股动脉插管方式。

二、核心操作步骤

1. 护士准备。
2. 环境准备。
3. 用物准备。
4. 病人评估：
（1）评估病人是否有 ECMO 上机指征。
（2）评估病人病情（相关化验、实验室检查结果及目前状况）。
（3）评估患者意识状态、生命体征。
（4）评估病人心理状态、对疾病的情绪反应、合作程度、需求。
（5）了解 ECMO 的目的、方法、注意事项及操作要点

操作一：安装管路
1. 连接 ECMO 机器及水箱电源。
2. 打开穿刺套包，戴无菌手套，将入口管与泵头连接，用扎带固定连接处。
3. 安装膜肺，调整泵头与膜肺间距离，调节手摇泵距离。
4. 连接猪尾巴导管，双通一定要关闭。
5. 用管钳夹闭输液管后连接预冲液。
6. 将排气管与废液袋连接后，与离泵头远的三通连接，以管道钳夹闭桥段。
7. 预冲检查管路准备。

操作二：预冲管路
1. 打开输液管管道钳，以重力作用排空泵头气体。
2. 泵头排尽空气后用管钳夹闭输液管及泵后管路，必要时将其安装到离心泵驱动单元中，关闭锁件。
3. 打开 ECMO 开关，待自检通过后，按住右下的"夹闭"按钮，上调流量旋钮至 1000 r/min 左右，再调回 0，按"0 位调整按钮"，流量归零。上调流量按钮至 1500 r/min，打开输液管及泵后管路管道钳。
4. 按顺序排空猪尾巴导管、膜肺及管路内气体，打开膜肺正面排气帽，待膜肺内无气体后重新安装排气帽。

5. 夹闭输液管及排气管,将废液袋气体排空,输液管连接到废液袋上,建立循环,充分运转后确保管路无气体。

6. 排空桥段内的气体。

7. 确定无气体后打开桥段处管道钳,关闭桥段处两个三通,形成自循环。

8. 断开输液管及排气管,连接肝素帽。

9. 水箱注水到刻度线,连接水箱,打开电源,调节温度至 36～37 ℃。

10. 连接氧源、气源,连接膜肺与空氧混合器之间的氧气管。

操作三:ECMO 上机

1. 携用物至病人床旁,核对病人信息,解释操作目的,取得配合。

2. 协助病人取合适体位。

3. 建立静脉通道,遵医嘱用药。

4. 铺无菌巾,在 B 超引导下进行动-静脉或静-静脉导管穿刺,穿刺成功排尽空气后夹闭置入导管。调整 ECMO 机器流速至 1500 r/min,并夹闭管路,协助医生将预充完成的导管与置入的动-静脉或静-静脉导管采取无缝连接。

5. 松开管道钳,调整流速至所需流量。再核对各参数,妥善固定管路。

操作四:ECMO 撤机

(1) 配合医生评估 ECMO 撤机指征并做好撤机实验,在撤机实验过程中严密观察病人的病情、生命体征、血气等变化。撤机实验成功后,积极配合医生做好撤机拔管工作。

(2) 停机前遵医嘱使用肝素抗凝,防止血栓形成。

(3) 去除所有管道固定物,遵医嘱下调 ECMO 参数(机器流速调至 1500 r/min),并夹闭离心泵前端。

(4) 协助医生拔出导管,迅速对穿刺点加压,必要时配合医生进行血管缝合,24 h 内严密观察出血情况,必要时遵医嘱使用鱼精蛋白。

(5) 监测患者生命体征

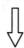

1. 处置用物。
2. 洗手,记录

三、注意事项

1. 严格执行无菌技术操作。安装、预充管路时应及时、高效并规范操作。妥善固定管路,确定管道置入深度,保持管道通畅,避免牵拉、扭曲、打折、受压及移位,密切观察管道有无抖动、管道内有无气泡及管路穿刺点渗出情况,如果穿刺点有渗出,遵医嘱规范及时换药。

2. 保证管路的密闭性，结合病人情况尽量减少管路中接头的连接，避免通过管路三通给药或采样。

3. 每天检查水箱工作运转是否正常，遵医嘱设定温度为 $36\sim37$ ℃，并严密观察水箱实际温度、水位线。

4. 电源：交流电连接确切，妥善固定电源线，确保电压稳定及 ECMO 机器蓄电池性能良好。

5. 确保氧气及压缩空气压力稳定，密切观察空氧混合器工作状态是否良好。

6. 观察离心泵功能，严密检查离心泵工作运转是否正常，有无异响及血栓形成，一次性泵头位置应合适，固定良好。严密监测血流量及泵头流速，确保流量高低设定合理，病人血容量不稳定时及时汇报医生。流量探头部位耦合剂使用及连接装置正常（有些流量设备可能需要定期校零，以保证监测准确）。

7. 膜肺性能观察，对于中空纤维型的膜肺每天观察排气孔有无水滴，确保通气通畅，必要时每天行高气流量吹出中空纤维内的水珠，长时间应用后需要注意观察有无血浆渗出及血栓形成，一旦发现膜肺渗漏（大量血浆气泡从膜肺出口吹出），要尽快置换膜肺。

8. ECMO 转流期间采用肺保护性通气策略，做好气道管理，遵医嘱做好血气分析的监测。

9. ECMO 运行过程中，避免输注脂肪乳，以免影响膜式氧合器的氧合效果。

10. ECMO 运行中要密切监测患者血红蛋白、胆红素和尿液量、颜色等肝、肾功能变化，发现异常及时汇报医生处理。

11. 严密观察病人的意识、瞳孔、呼吸、血压、体温、血氧饱和度、中心静脉压平均动脉压等，做好体温管理。

12. 严密观察置管侧下肢血供情况：皮肤颜色、温度、足背动脉搏动、肢体感觉、活动度及有无肿胀情况。注意观察左右肢体血氧饱和度情况，差异较大时遵医嘱合理调整机器流速及流量。

13. 遵医嘱做好患者凝血管理，监测患者活化部分凝血活酶时间（Actived Partial Thromb-Oplastin Time，APT）及活化凝血时间（Active Clotting Time，ACT），APTT 维持在 $50\sim70$ s，ACT 维持在 $140\sim180$ s，如果有出血倾向，及时汇报医生调整抗凝策略。

14. 维持内环境的稳定，维持血钾在 $4\sim5$ mmol/L，有助于减少恶性心律失常的发生。

15. ECMO 撤机阶段在做好各项指标监测的同时，做好患者的康复锻炼（呼吸康复、肢体康复），对于清醒患者要做好心理护理及基础护理。

16. 要熟练掌握 ECMO 相关应急预案，如 ECMO 断电的应急预案、ECMO 管道进气的应急预案、ECMO 管道滑脱的应急预案及 ECMO 管道抖动的应急预案等。

17. 严密观察患者有无出血、栓塞、感染、溶血等并发症的发生，并对症处理。

四、评分细则及标准

表 1.1　体外膜肺氧合护理技术操作评分细则及标准

项目	评分细则	分值	评分标准
操作前准备（15分）	护士准备：着装整洁，洗手，戴口罩、帽子	2	一项不符合要求扣0.5分
	环境准备：安静整洁，宽敞明亮，温湿度适宜，有合适的电源、气源、氧源	1	未评估扣1分
	用物准备：标配治疗车、ECMO 仪器、ECMO 管路、动静脉穿刺管、ECMO 套包、管道钳（6 个）、预冲液、灭菌用水（加入水箱）、动静脉穿刺包、手术用无菌巾、耦合剂、碘伏、纱布、无菌剪刀、换药碗、肝素钠、鱼精蛋白、备血、B超机、无菌手套、扎带、扎带枪、无菌穿刺包、胶布、弹力绷带、缝针、缝线等注射器（50 mL、20 mL、5 mL 各 4 个）	7	少一用物扣0.25分
	病人评估： (1) 评估病人是否有 ECMO 上机指征。 (2) 评估病人病情（相关化验、实验室检查结果及目前状况）。 (3) 评估病人意识状态、生命体征。 (4) 评估病人心理状态、对疾病的情绪反应、合作程度、需求 (5) 了解 ECMO 的目的、方法、注意事项及操作要点	5	一项不符合要求扣1分
ECM操作流程（75分）	洗手	1	未洗手扣1分
	携用物至病人床旁，核对病人信息，解释操作目的，取得配合	1	未核病人信息对扣0.5分 未解释操作目的、未取得配合扣0.5分
	协助病人取平卧位，穿刺处皮肤清洁备皮，注意保暖	2	一项不符合要求扣0.5分
	建立静脉通道，遵医嘱用药（镇静、镇痛）	1	未建立静脉通道扣1分 未配合医生用药扣0.5分

项目			评分细则	分值	评分标准
	安装管路（20分）		连接 ECMO 机器及水箱电源	2	未连接电源扣2分 连接不准确扣1分
			打开穿刺套包，戴无菌手套，将入口管与泵头连接（勿旋转，应上下扭动），用扎带固定连接处	4	连接泵头手法不正确扣1分 未用扎带固定扣1分 违反无菌原则扣2分
			安装膜肺，调整泵头与膜肺间距离，调节手摇泵距离（两人协助完成）	2	未正确安装扣1分 未调节合适距离扣1分
			连接猪尾巴导管（膜肺前后各一），双通一定要关闭	2	一项不符合要求扣1分
			管钳夹闭输液管后连接预冲液（注意管道钳夹闭输液管前端后，与离泵头近的三通连接）	4	预冲管连接错误扣3分 违反无菌原则扣1分
			将排气管与废液袋连接后，与离泵头远的三通连接，管道钳夹闭桥段	4	排气管连接位置错误扣2分 管钳夹闭位置错误扣2分
			预冲检查管路准备	2	连接处不紧密扣2分
	预冲管路（20分）		打开输液管管道钳，以重力作用排空泵头气体（出口管朝上）	2	泵头排气不正确及不彻底扣2分
			泵头排尽空气后用管钳夹闭输液管及泵后管路（必要时在泵头出口抹耦合剂，左右两侧及下侧），安装到离心泵驱动单元中，关闭锁件	2	耦合剂涂抹不正确扣1分 安装不正确扣1分
			打开 ECMO 开关待自检通过后，按住右下的"夹闭"按钮，上调流量旋钮至 1000 r/min 左右，再调回 0，按"0 位调整按钮"，流量归零。上调流量按钮至 1500 r/min，打开输液管及泵后管路管道钳	3	开机、自检不正确扣1分 调节流速不正确扣2分
			按顺序排空猪尾巴导管、膜肺（膜肺背面的排气阀不要全打开，容易崩出）及管路内气体，打开膜肺正面排气帽，待膜肺内无气体后重新安装排气帽	3	排气顺序错误扣1分 侧支管路内有气泡扣1分 违反无菌原则扣1分
			夹闭输液管及排气管，将废液袋气体排空，输液管连接到废液袋上，建立循环，充分运转后确保管路无气体	3	违反无菌原则扣1分 管路内有空气扣2分

危重症护理技术操作规范

项目		评分细则	分值	评分标准
ECMO上机（15分）		排空桥段内的气体（用另一把管钳夹闭离泵头近的位置，打开之前的管钳）	1	未排尽桥段内气体扣1分
		确定无气体后打开桥段处管道钳，关闭桥段处两个三通，形成自循环	1	预充步骤不规范、不准确、有重复扣1分
		断开输液管及排气管，连接肝素帽	1	一项不符合要求扣0.5分
		水箱注水到刻度线，连接水箱，打开电源，调节温度至36～37℃	2	一项不符合要求扣0.5分
		连接氧源、气源，连接膜肺与空氧混合器之间的氧气管	2	一项不符合要求扣0.5分
		协助医生铺无菌巾，在B超引导下进行动-静脉或静-静脉导管穿刺，穿刺成功排尽空气后夹闭置入导管。在置管过程中与医生紧密配合，及时提供所需物品	3	未紧密配合医生扣3分
		操作过程中严密观察病人病情变化	3	未严密观察病情变化扣3分
		置管成功后遵医嘱下调ECMO机器流速，并夹闭离心泵前端，将预充完成的导管与置入的动-静脉或静-静脉导管采取无缝连接，遵医嘱调节参数并予抗凝	3	未遵医嘱下调ECMO流速扣1分 未能无缝连接扣1分 未遵医嘱调节参数及抗凝扣1分
		再次核对各参数是否与医嘱一致，妥善固定管路	1	一项不符合要求扣0.5分
		操作结束后，整理床单位，协助病人取合适体位，调整管道位置并予管钳固定	2	未协助取合适体位扣0.5分 未调整管道位置扣0.5分 未用管道钳固定扣1分
		维持病人体温在36～37℃，低体温时应用加温毯或恒温水箱	2	未关注体温扣1分 未予保暖扣1分
		处置用物，洗手，记录	1	用物未处置扣0.5分 未洗手、未记录扣0.5分
ECMO撤机（13分）		(1) 达到治疗目的后，配合医生评估病人ECMO撤机指征并做好撤机实验，在撤机实验过程中严密观察患者的病情、生命体征、血气等变化，撤机实验成功后，积极配合医生做好撤机拔管工作	6	未配合医生评估撤机指征扣1分 未配合医生做好撤机实验扣1分 未严密观察患者病情变化扣1分 未严密观察生命体征扣1分 未观察血气情况扣1分 未配合医生做好拔管工作扣1分
		(2) 停机前遵医嘱使用肝素抗凝，防止血栓形成	1	未遵医嘱抗凝扣1分

项目	评分细则	分值	评分标准
	(3) 去除所有管道固定物,遵医嘱下调 ECMO 流速至 1500 r/min,并夹闭离心泵前端	1	未去除所有管道固定物扣 0.5 分 未遵医嘱下调参数、夹闭离心泵扣 0.5 分
	(4) 协助医生拔出导管,迅速对穿刺点加压,必要时配合医生进行血管缝合,24 h 内严格观察出血情况,必要时遵医嘱使用鱼精蛋白	3	未协助医生拔管扣 1 分 未正确按压扣 1 分 未观察有无出血扣 1 分
	(5) 监测生命体征,必要时可以使用血管活性药物	2	未有效监测生命体征扣 2 分
	整理床单位,协助病人取合适体位,交代注意事项(清醒病人)	1	未整理床单位扣 0.5 分 未协助病人取合适体位扣 0.5 分
	处置用物,洗手,记录	1	未处置用物扣 0.5 分 未洗手、记录扣 0.5 分
综合评价(10 分)	关爱病人,体现以病人为中心的服务理念	2	未能体现关爱病人扣 2 分
	操作熟练、流畅,严格遵守无菌技术操作	4	操作不熟练扣 1 分 操作不规范扣 1 分 违反无菌原则扣 2 分
	准确、有效沟通	2	未有效沟通扣 2 分
	应答切题、流畅	2	回答不出扣 2 分 回答不全面扣 1 分

参 考 文 献

[1] 桑宝珍,黄永贵,徐雪影.体外膜肺氧合术中标准化护理程序的研究与实践[J].护士进修杂志,2016,31(22):2028-2030.

[2] 侯守超,乔婷婷,郑蔚,等.一例脑外伤合并吸入性肺炎中期妊娠病人行体外膜肺氧合治疗的护理[J].中华护理杂志,2017,52(10):1278-1280.

[3] 孙瑞祥.一例 ECMO 联合俯卧位通气治疗 H7N9 型病毒感染并发 ARDS 病人的护理[J].护理研究,2019,33(7):1253-1256.

[4] 张波,桂莉.急危重症护理学[M].4 版.北京:人民卫生出版社,2017.

(袁莉萍　蔡月红)

第二章　循环系统护理技术

第一节　心电监护技术

心电监护是指用心电监护仪对被监护者进行持续不间断的心电功能监测,及时发现和诊断心律失常的一种方法。它可以连续、动态地反映病人的心电变化。

一、目的

24 h连续监测病人的生命体征,如心率、心律、呼吸、血压、血氧饱和度等,并进行分析,及时发现危重病人的病情变化,为临床诊断和救治病人提供重要的参考依据。

二、核心操作步骤

1. 护士准备。
2. 环境准备。
3. 用物准备。
4. 病人评估:
(1) 评估病人病情、意识状态、酒精过敏史。
(2) 评估病人皮肤状况,指甲有无异常,双上肢有无偏瘫等疾患。
(3) 评估病人合作程度、需求。
(4) 了解心电监护的目的、方法、注意事项及配合要点

1. 正确核对病人信息,解释操作目的,取得配合。
2. 根据病人病情取合适体位。
3. 连接监护仪电源并启动,检查监护仪性能。
4. 暴露胸部,清洁病人皮肤,正确粘贴电极片。
5. 根据血氧饱和度传感器类型正确放置于手指、足趾或耳郭处,接触良好。
6. 正确连接血压袖带,按"启动键"测量血压。

7. 进入心电、呼吸、血压、血氧饱和度子菜单,调节导联、振幅,正确设置监测内容及报警范围。

8. 正确读取参数,正确识别心电图。

9. 停止心电监护,关机,断开电源,取下病人胸部电极片,清洁粘贴部位皮肤,并观察皮肤有无异常。

10. 撤除血氧饱和度传感器,观察指端有无异常。

11. 撤去血压袖带,观察肢体活动情况,观察皮肤有无异常。

12. 整理床单位,取舒适体位,告知病人注意事项

1. 处置用物。
2. 洗手,记录

三、注意事项

1. 心电电极导线应从颈前引出,以免因病人翻身时牵拉电极;血氧饱和度指套应避免与测量血压肢体同侧。

2. 密切观察测压肢体有无肿胀、回流不畅,粘贴心电电极片处的皮肤有无破损;血氧饱和度指套局部有无皮肤破损、缺血缺氧坏死等并发症,如有异常及时给予对症处理。

3. 报警通道持续处于开启状态,合理设置报警限值。

4. 监测过程中避免各种干扰因素所致的伪差:

(1)造成心电伪差的干扰因素:肌电干扰见于情绪过分紧张、寒战或有甲亢及帕金森综合征;交流电干扰见于病房内各类电器或使用手机;心电图基线不稳见于患者活动时、过度呼吸动作或线路连接不良等;心电图出现不规则杂波形见于皮肤干燥致电极松弛、接触不良。

(2)血压的干扰因素:袖带缠得太紧、肱动脉高于心脏水平测得数值均偏低;袖带缠得太松、肱动脉低于心脏水平测得血压值均偏高;立位血压高于坐位血压,坐位血压高于卧位血压;右上肢血压高于左上肢 10~20 mmHg,下肢血压高于上肢 20~40 mmHg。

(3)脉搏血氧饱和度的干扰因素:涂抹指甲油、灰指甲、肢体温度过低、末梢循环不良等。

四、评分细则及标准

表 2.1 心电监护技术操作评分细则及标准

项目	评分细则	分值	评分标准
操作前准备（20分）	护士准备：衣帽整齐，洗手，戴口罩	2	衣帽不整洁扣0.5分 未洗手扣1分，洗手不规范扣0.5分 未戴口罩或戴口罩不规范扣0.5分
	环境准备：整洁、安静，温湿度适宜，无电磁波干扰	2	一项未评估扣0.5分
	用物准备：监护仪、治疗盘、电极片、75%酒精/生理盐水、棉签、弯盘	6	少一用物扣1分
	病人评估： (1) 评估病人病情、意识状态、酒精过敏史。 (2) 评估病人皮肤状况，指甲有无异常，双上肢有无偏瘫等疾患。 (3) 评估病人合作程度、需求 (4) 了解心电监护的目的、注意事项及配合要点。	10	未解释操作目的、注意事项及配合要点扣1分，向病人及家属解释不全面扣0.5分 未评估病情或评估不准确扣1分 未评估意识状态扣1分 未评估酒精过敏史扣2分 未评估病人皮肤状况或评估不准确扣1分 未评估指甲或评估不准确扣1分 未评估双上肢有无偏瘫扣1分 未评估合作程度扣1分 未评估病人需求扣1分
操作方法与程序（70分）	洗手	1	未洗手扣1分 洗手不规范扣0.5分
	携用物至床旁，核对病人信息，解释操作目的，取得配合	3	未核对病人信息或核对不正确扣2分 未解释操作目的扣1分 解释不全面扣0.5分
	根据病情取合适体位	2	未取合适体位扣2分
	监护仪连接： (1) 连接监护仪电源并启动，检查监护仪性能。	4	未连接电源扣1分 未及时开机扣1分 未检查监护仪性能扣2分
	(2) 进入"主菜单"，输入病人的一般信息；根据病情设置相应的监护通道（心电、血氧饱和度、呼吸、血压）。	5	未输入病人的一般信息扣1分 监护通道一项未设置扣1分

项目	评分细则	分值	评分标准
	(3) 暴露胸部,清洁病人皮肤。	2	未清洁病人皮肤扣2分 电极片位置少清洁一处扣0.4分
	(4) 粘贴电极片于病人身体正确部位。右上(RA):右锁骨中线第一肋间;左上(LA):左锁骨中线第一肋间;右下(RL):右锁骨中线平剑突水平处;左下(LL):左锁骨中线平剑突水平处;胸导(C):胸骨左缘第四肋间。	10	一处不正确扣2分
	(5) 根据血氧饱和度传感器类型正确放置于手指、足趾或耳郭处,接触良好。	2	不符合要求扣2分
	(6) 连接血压袖带于正确位置(肱动脉:袖带平整置于上臂中部,下缘距肘窝2～3 cm,松紧以能放入1指为宜;腘动脉:袖带缠于大腿下部,下缘距腘窝3～5 cm),测压肢体与患者心脏处于同一水平位置,启动测血压	4	血压袖带位置错误扣2分 松紧不符合要求扣1分 未测量血压扣1分
	监护仪设置: (1) 进入心电子菜单,设置合适导联,调节振幅,监测波形清晰、无干扰。	3	未进入心电子菜单设置扣2分,设置不合理扣1分 "波形不清晰、有干扰"扣1分
	(2) 进入NBP子菜单设置测量血压方式、间隔时间。	2	未正确设置测压方式扣1分 未合理设置测量间隔时间扣1分
	(3) 报警处于"ON"位置,并设置报警上、下限	10	报警未处于"ON"位置扣2分 心电、血压、血氧饱和度、呼吸上下限一项未设置扣2分 心电、血压、血氧饱和度、呼吸上下限一项设置不合理扣1分
	识别心电波形:正确读取监护参数、正确识别心电波形	5	未正确读取监护参数扣1分 未能正确识别心电波形扣4分
	整理床单位,协助患者取舒适体位,交代注意事项	3	未整理床单位扣1分 未协助患者取舒适体位扣1分 未告知病人注意事项扣1分 告知病人注意事项不全面扣0.5分
	正确处置用物 洗手,记录	2	未正确处置用物扣1分 未洗手、记录扣1分
	停止心电监护: 核对病人信息,解释操作目的,取得配合。	3	未正确核对病人信息扣2分 未解释操作目的及取得配合扣1分
	关闭监护仪,撤离导线。	3	未关闭监护仪扣1分 未正确撤离监护仪导线扣2分

续表

项目	评分细则	分值	评分标准
	清洁皮肤,协助病人取舒适体位,整理床单位。	3	未清洁皮肤、检查皮肤状况扣1分 未协助病人取舒适体位扣1分 未整理床单位扣1分
	处置用物,洗手,记录	3	未处置用物扣1分 处置用物不规范扣0.5分 未洗手扣1分 洗手不规范扣0.5分 未正确记录扣1分
综合评价(10分)	关爱病人,体现以病人为中心的服务理念	2	未能体现关爱病人扣2分
	操作熟练、动作规范,及时排除故障	4	操作不熟练扣1分 操作不规范扣1分 未能及时正确识别及排除监护仪故障扣2分
	准确、有效沟通	2	未有效沟通扣2分
	应答切题、流畅	2	回答不正确扣2分 回答不完整扣1分

参 考 文 献

[1]　王清. 现代临床护理实践[M]. 上海:上海交通大学出版社,2019.

（秦玉荣　蔡月红）

第二节　心电图操作技术

心电图是指心脏在每个心动周期中,由于起搏点、心房、心室相继兴奋,伴随着心电图生物电的变化,通过心电描记器从体表引出多种形式的电位变化的图形(Electrocardiogram, ECG)。心电图是心脏兴奋的发生、传播及恢复过程的客观指标。

一、目的

1. 记录人体正常心脏的电活动。
2. 分析、鉴别各种心律失常。
3. 协助判断心脏病变部位。
4. 辅助诊断。

二、核心操作步骤

1. 护士准备。
2. 环境准备。
3. 用物准备。
4. 病人评估：
(1) 评估病人病情、意识状态。
(2) 评估病人皮肤情况，有无进行运动、饮用热饮等影响因素。
(3) 评估病人心理状态、合作程度、需求

1. 携用物至床旁，正确核对病人信息，解释操作目的，取得配合。
2. 协助病人取合适体位。
3. 连接电源，开机，检查心电图机性能，查看有无心电图纸，输入病人信息。
4. 暴露双手腕内侧、双下肢内踝、胸部，用生理盐水棉签擦拭。
5. 正确连接肢体导联及胸导联电极。
6. 正确描记各导联心电图波形，按"START"键打印心电图。
7. 关机，擦拭病人皮肤，观察皮肤情况，及时处理并发症。
8. 协助病人穿衣、取舒适体位，整理床单位

1. 处置用物。
2. 洗手，记录

三、注意事项

1. 心电图机应定点放置，由专人保管，定期检查。
2. 连接导联线时，应选择病人皮肤完整无破溃处。
3. 如病人体毛浓密过多，应进行备皮。
4. 操作者应对常见的异常心电图波形有所了解，以便在最短时间内对病人的情况作出判断，赢得抢救时间。
5. 描记常规十二导联心电图后，如Ⅲ导联有异常 Q 波（即 Q 波大于 1/4R 波），应加做吸气描记。如 V1、V2 导联 R 波较高，或可疑后壁心肌梗死，应加做 V7～V9 导联；可

疑右室梗死,应加做 V3～V5R 导联。

6. 连接导联线时,不能用酒精擦拭,因其会使皮肤干燥而增加电阻。

7. 遇突发情况不能处理时,应及时联系相关人员,确保医疗安全。

8. 病人病情危重使用设备数量较多时,应使用心电图机内的蓄电池,以免出现示波干扰现象。

四、评分细则及标准

表 2.2　心电图操作技术操作评分细则及标准

项目	评分细则	分值	评分标准
操作前准备(20分)	护士准备:着装整洁,洗手,戴口罩、帽子	2	一项不符合要求扣0.5分
	环境准备:安静整洁,光线充足,温湿度适宜,无电磁波干扰	3	未评估环境扣3分 一项不符合要求扣1分
	用物准备:心电图机、棉签、屏风、生理盐水、干纱布、弯盘、胶水、心电图申请单	6	少一用物扣1分
	病人评估: (1) 评估病人病情、意识状态。 (2) 评估病人皮肤情况,有无进行运动、饮用热饮等影响因素。 (3) 评估病人心理状态、合作程度、需求	9	缺一项扣3分
操作方法与程序(70分)	洗手	1	未洗手扣1分 洗手不规范扣0.5分
	携用物至床旁,核对病人信息,解释操作目的,取得配合	4	未核对病人信息扣2分 未解释操作目的扣2分
	根据病情取合适体位	3	未取合适体位扣3分
	连接电源,开机,检查心电图机性能,查看有无心电图打印纸,输入病人信息	5	一项未做扣1分
	用屏风遮挡病人,暴露病人双手腕内侧、双下肢内踝、胸部,用生理盐水棉签擦拭	5	未予屏风遮挡扣2分 未用生理盐水擦拭皮肤扣3分 擦拭位置不对扣1分
	正确连接导联电极: (1) 肢体导联。红色:右侧手腕内侧;黄色:左侧手腕内侧;绿色:左下肢内踝;黑色:右下肢内踝。 (2) 胸导联:V1:胸骨右缘第四肋间(男性平乳头);V2:胸骨左缘第四肋间;V4:左侧锁骨中线第五肋间水平;V3:V2 与 V4 连线中点;V5:左侧腋前线同 V4 水平;V6:左侧腋中线同 V4 水平	20	连接错误一处扣2分

续表

项目	评分细则	分值	评分标准
	定准电压,定走纸速度和振幅,抗干扰	4	一项未做到扣1分
	按"START"键,正确描记各导联心电图变化	4	心电图描记错误扣4分
	观察病人病情变化,注意保暖和保护病人隐私	4	未注意病情变化扣2分 未保暖或隐私保护不够各扣1分
	正确识别心电图	5	不能识别心电图扣5分
	依次取下导联线,用干纱布擦干皮肤,观察皮肤情况,及时处理并发症,协助病人穿好衣服、取舒适体位,整理床单位,移去屏风	8	一项未做到扣1分
	关机,断开电源	2	一项未做到扣1分
	正确处置用物,洗手	2	一项未做到扣1分
	注明病人诊断,粘贴报告,记录	3	一项未做到扣1分
综合评价(10分)	关爱病人,体现以病人为中心的服务理念	2	未能体现关爱病人扣2分
	操作熟练、正确、流畅	4	操作不熟练扣2分 操作不规范扣2分
	准确、有效沟通	2	未有效沟通扣2分
	应答切题、流畅	2	回答不正确扣2分 回答不完整扣1分

参 考 文 献

[1] 刘霞.快速读懂心电图[M].上海:上海科学技术出版社,2019.
[2] 翟向红.临床心电图诊断与应用[M].长春:吉林科学技术出版社,2019.

(秦玉荣 蔡月红)

第三节 经外周动脉连续心排量监测技术

经外周动脉连续心排量监测(Vigileo)技术能够连续地测量血流动力学参数(如心排量和血氧定量),评估血氧的输送和消耗情况。

一、目的

通过Vigileo监测技术,采集病人外周动脉压力波形,结合病人年龄、性别、身高、体重、体表面积所得到的心脏每搏量(SV)进行运算分析,从而得到心输出量/心排指数

(CO/CI)、每搏量/每搏指数(SV/SVI)、外周血管阻力/外周血管阻力指数(SVR/SVRI)、每搏量变异度(SVV)等血流动力学指标,为指导临床补液及其他治疗提供参考依据。

二、核心操作步骤

1. 护士准备。
2. 环境准备。
3. 用物准备。
4. 病人评估:
(1) 了解病人性别、年龄、身高、体重、病情、生命体征。
(2) 评估病人动脉导管固定情况、穿刺部位局部皮肤情况、动脉导管是否通畅。
(3) 评估病人心理状态、合作程度、需求

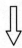

1. 核对:正确核对病人信息。
2. FloTrac 压力传感器与有创压力监测装置及 Vigileo 监护仪正确连接,输入病人性别、年龄、体重和身高,待其自动算出体表面积后确认。
3. 严格执行无菌技术操作:正确连接 FloTrac 压力传感器与动脉导管(戴手套,动脉导管摩擦式消毒至少 15 s)。
4. 加压袋压力保持在 150~300 mmHg。
5. 校零:取平卧位,将传感器置于零点位置(病人第四肋间与腋中线交叉处),转动三通关闭病人动脉端,打开大气端(校零成功:确认监护仪屏幕显示 IBP 波形呈一条直线,测量值为"0";然后进行 Vigileo 监护仪的校零调试)。
6. 测量:校零成功,转动三通打开病人动脉端,关闭大气端。
7. 正确读取测量值:确认监护仪屏幕显示 IBP 波形正确稳定,开始读数。
8. 设置报警值

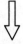

1. 处置用物。
2. 洗手,记录

三、注意事项

1. 压力传感器置于第四肋间腋中线水平,与右心房同一水平,病人体位变动时重新

校正零点,以保持测压管零点始终与右心房在同一水平线上。

2. 测压时,应先排尽测压管中的气泡,保持测压管道的密闭性,防止空气栓塞,影响测压结果的准确性。

3. 定期冲洗测压管道,防止测压管道扭曲、受压,保持测压管道通畅。

4. 严格执行无菌技术操作。动脉穿刺时要严格执行无菌技术操作,更换无菌透明敷料的频率为 2~3 次/周,如敷料潮湿、松动或有可见污染物时应及时更换,并注意观察穿刺点周围皮肤有无红肿、硬结。每 24 h 更换冲洗液,预防感染。

5. 严密观察远端肢体的皮温与颜色,发现有肤色发白、冰凉、有疼痛感等缺血症状,应及时拔除动脉导管。

四、评分细则及标准

表 2.3　经外周动脉连续心排量监测技术操作评分细则及标准

项目	评分细则	分值	评分标准
操作前准备(20分)	护士准备:着装整洁,洗手,戴口罩、帽子	3	一项不符合要求扣1分
	环境准备:安静整洁,光线充足	2	未评估环境扣2分 评估不全扣1分
	用物准备:监护仪、Vigileo 监护仪、压力监测模块、压力导线、FloTrac 传感器、加压包、肝素稀释液(2~4 U/mL)、治疗巾、手套(2 副)、酒精棉片(2 块)、5 mL 注射器、碘伏棉签、胶布、弯盘	7	少一用物扣0.5分
	病人评估: (1) 了解病人性别、年龄、身高、体重、病情、生命体征。 (2) 评估病人动脉导管固定情况、穿刺部位局部皮肤情况、动脉导管是否通畅。 (3) 评估病人心理状态、合作程度、需求	8	未评估环境扣2分 未评估动脉导管是否通畅扣2分 其余一项不符合要求扣0.5分
操作方法与程序(70分)	洗手	1	未洗手扣1分 洗手不规范扣0.5分
	携用物至病人床旁,核对病人信息,解释操作目的,取得配合	4	未核对病人信息、未解释操作目的各扣2分 核对、解释不符合要求各扣1分
	打开 FloTrac 传感器与肝素稀释液连接,将肝素稀释液放置加压袋中,加压至 150~300 mmHg 并悬挂于输液架上,打开冲管阀排气	5	加压袋压力不符合要求扣3分 未排尽空气扣2分

项目	评分细则	分值	评分标准
	将 FloTrac 传感器白色导线端与监护仪动脉压力导线相连,设置 IBP 通道及标度,绿色导线端连接 Vigileo 监护仪,打开 Vigileo 监护仪,输入病人性别、年龄、体重和身高,待其自动算出体表面积后确认	10	连接不正确扣 3 分 未设置 IBP 通道扣 2 分 未设置 IBP 标度扣 1 分 病人信息输入不完整扣 3 分
	戴手套,消毒动脉导管管端,将 FloTrac 传感器与动脉导管连接,打开动脉导管并冲管,脱手套,洗手	15	未戴手套扣 3 分 消毒不符合要求扣 5 分 未冲管扣 3 分 传感器连接不正确扣 3 分 脱手套后未洗手扣 1 分
	根据病人病情取合适体位(常规取平卧位),将传感器置于病人右心房水平(即第四肋间与腋中线交叉处)	8	未取合适体位扣 3 分 未将传感器置于病人右心房水平扣 5 分
	校零:先将传感器通向病人端关闭,使传感器与大气相通,分别校零 IBP 及 Vigileo 监护仪	9	未校零或校零不成功不得分
	调节三通,使传感器与大气隔绝,与动脉导管相通,观察监护仪确认动脉压力波形,正确读取 IBP 及 Vigileo 数值,设置 IBP 报警限值	10	未正确读取数值扣 5 分 未设置报警限值扣 5 分
	整理床单位,协助病人取舒适体位,交代注意事项	4	未整理床单位扣 1 分 病人卧位不舒适扣 1 分 未交代注意事项扣 2 分
	处置用物,洗手,记录	4	用物处置不符合要求扣 2 分 未洗手、未记录各扣 1 分
综合评价(10分)	关爱病人,体现以病人为中心的服务理念	2	未能体现关爱病人扣 3 分
	操作熟练、流畅,严格执行无菌技术操作	4	操作不熟练扣 2 分 违反无菌原则扣 3 分
	准确、有效沟通	2	未有效沟通扣 2 分
	应答切题、流畅	2	回答不出扣 2 分 回答不完整扣 1 分

参 考 文 献

[1]　潘翠云. Vigileo 监测在外科 ICU 复杂腹腔感染病人救治中的应用及护理[J]. 实用临床护理学杂志(电子版),2019,4(13):88.

（陶方萍　朱　瑞）

第四节 非同步电除颤技术

心脏电复律指在发生严重快速型心律失常时,外加的高能量脉冲电流通过心脏,使全部或大部分心肌细胞在瞬间同时除极,造成心脏短暂的电活动停止,然后由最高自律性的起搏点(通常为窦房结)重新主导心脏节律的治疗过程。因最早用于消除心室颤动,故亦称为心脏电除颤。

一、目的

通过电极板经胸壁或直接对患者心脏进行直流高压电击,消除异位性快速心律,恢复窦性心律。

二、核心操作步骤

1. 护士准备。
2. 环境准备。
3. 用物准备。
4. 病人评估:
(1) 了解病人年龄、体重,评估病人病情、意识状态及除颤指征。
(2) 评估病人除颤部位的皮肤情况。
(3) 查看病人有无起搏装置、有无金属饰品

1. 连接心电监测导联,明确除颤指征。
2. 病人去枕平卧于硬板床,去除金属物,暴露胸前区皮肤。
3. 开机,检查仪器性能,选择合适电极板。
4. 将导电糊涂于病人除颤部位或用双层生理盐水纱布包裹电极板。
5. 根据病人情况选择非同步电除颤,选择电击能量,充电。
6. 将电极板放置于除颤部位,紧密贴合病人皮肤,双臂伸直,固定电极板,每个电极板上施加 10~12 kg 的压力。
7. 清楚响亮提醒:"离床!"确认所有人离床,双手同时按下放电按钮,进行除颤。
8. 判断除颤效果及有无并发症。
9. 关闭电源,清理电极板,除颤仪处于充电备用状态。
10. 整理床单位,取合适体位

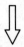

| 1. 处置用物。 |
| 2. 洗手,记录 |

三、注意事项

1. 明确除颤指征,除颤前移开电极片及导线,使其避开除颤部位,并去除病人佩戴的金属物品。

2. 使用除颤仪前,必须开机自检,确保其处于完好状态。

3. 电极板与皮肤应紧密接触,双臂伸直,每个电极板上施加 10~12 kg 的压力。

4. 除颤时两个电极板的位置应放置准确,两电极板间距应大于 10 cm,除颤部位皮肤须完好无破损,无潮湿。

5. 正确选择非同步除颤能量。放电时,任何人不得接触病人及病床,放电时应双手同时放电。

6. 尽量避免高氧环境操作。

7. 室颤为细颤时,遵医嘱给予肾上腺素 1 mg 静脉推注,使之变为粗颤,再行除颤。

8. 对安置永久起搏器病人进行电击除颤时,电极板应距离起搏器部位 10 cm 以上。

9. 婴儿和儿童除颤时应选用专用电极板,最大除颤能量不超过 10 J/kg 或成人最大剂量。

10. 除颤应果断、迅速、争分夺秒。

四、评分细则及标准

表 2.4　非同步电除颤技术操作评分细则及标准

项目	评分细则	分值	评分标准
操作前准备(20分)	护士准备:着装整齐,态度严肃,反应敏捷	2	着装不符合要求扣 0.5 分 态度不严肃扣 0.5 分 反应不敏捷扣 1 分
	环境准备:脱离危险环境,使用隔帘,清除与抢救无关人员	3	未评估环境扣 1 分 未拉隔帘扣 1 分 未清除无关人员扣 1 分
	用物准备:除颤仪(性能完好备用)、电极片、导电糊(或生理盐水纱布)、干纱布(3 块)、酒精纱布(2 块)、弯盘、手电筒、胸外按压板、血压计、听诊器、护士挂表	10	未准备除颤仪扣 2 分 未准备导电糊扣 2 分 未准备按压板扣 2 分 未准备护士挂表扣 2 分 余下少一项扣 1 分,扣完为止

项目	评分细则	分值	评分标准
	病人评估:检查导联连接完好情况(有心电监护者);判断病人意识,轻拍病人双肩,俯身分别对左、右耳高声呼喊,明确除颤指征:"病人意识模糊,心电监护显示室颤"	5	未检查导联连接完好扣1分 未轻拍肩大声呼喊扣1分 呼喊时距离大于5 cm扣1分 未明确除颤指征扣2分
操作方法与程序(70分)	呼救,准备除颤仪,看开始复苏时间	2	未呼救扣1分 未看时间扣1分
	安置体位:去枕平卧,左臂外展。确认是否为硬板床(或置硬板),解开上衣暴露胸前区、松解裤腰带	4	未安置体位或安置不当扣2分 未充分暴露胸前区皮肤或未松解裤腰带扣1分 未确认硬板床(置硬板)扣1分
	快速评估:评估病人年龄、体重、是否安装起搏器、有无佩戴金属饰物、局部皮肤情况,并迅速用一块干纱布擦干病人皮肤	5	未评估病人年龄、体重扣1分 未评估是否有植入性起搏器扣2分 未检查有无金属饰物扣1分 未评估病人皮肤完整性及未擦干皮肤扣1分
	除颤仪到位:连接电源,打开除颤仪,检查"除颤仪性能完好,选择合适电极板",调至监护状态	5	未检查除颤仪性能扣2分 电极板选择不当扣2分 除颤仪状态调节错误扣1分
	确认除颤模式:导电糊涂于病人除颤部位或用双层生理盐水纱布包裹电极板,确认非同步除颤模式	4	未涂导电糊(或未包盐水纱布)扣2分 除颤模式选择错误扣2分
	能量选择: 成人:双相波除颤120~200 J,单相波除颤360 J。 婴儿和儿童:首次电击能量2~4 J/kg,后续电击能量4 J/kg	4	未选择能量扣4分 能量选择不当扣2分
	充电	3	未充电扣3分
	放置电极板: 心尖部:左腋中线平第五肋间,中心位于腋中线处。 心底部:胸骨右缘第二肋间,两电极板相距10 cm以上。	8	电极板位置1处不正确扣4分
	操作者两臂伸直固定电极板,每个电极板上施加10~12 kg的重量,使电极板与胸壁皮肤紧密接触	4	未两臂伸直扣2分 电极板未充分接触胸壁扣2分

危重症护理技术操作规范

项目	评分细则	分值	评分标准
	嘱其他人员远离床旁,放电前再次确认心电监护波形仍为室颤,同时按压放电按钮进行除颤	9	未再次确认除颤指征扣3分 未确认所有人离床扣3分 未正确放电或放电不充分扣3分
	立即继续行5个循环心肺复苏	5	未行5个循环心肺复苏扣5分
	观察患者心律情况,判断除颤效果:确定是否需要再次进行除颤,若除颤成功,看时间,用纱布清洁皮肤(先用酒精纱布,后用干纱布),观察有无皮肤灼伤等并发症	8	未观察心律及评价除颤效果扣3分 未观察并发症扣2分 未清洁皮肤扣1分 未看时间扣2分
	整理床单位,协助病人取合适体位,注意保暖	3	未协助病人取合适体位扣1分 未整理床单位扣1分 未注意保暖扣1分
	正确核对病人信息	2	未核对病人信息扣2分 未正确核对病人信息扣1分
	正确处置用物,洗手,记录除颤的时间、能量、效果及并发症	4	未能正确处置用物扣1分 除颤仪未处于备用状态扣1分 未洗手扣1分,洗手不规范扣0.5分 未正确记录扣1分
综合评价(10分)	关爱病人,急救意识强	3	未能体现关爱病人扣1分 无急救意识扣2分
	操作熟练,动作规范,无并发症	3	操作不熟练扣1分 操作不规范扣1分 出现并发症扣1分
	应答切题、流畅	2	回答错误扣2分 回答不完整扣1分
	准确、有效沟通	2	未进行有效沟通扣2分

参 考 文 献

[1] 龚平.2000～2018年美国心脏协会心肺复苏及心血管急救指南主要变化给我们的启示[J].中华急诊医学杂志,2019(1).
[2] 尤黎明,吴瑛.内科护理学[M].北京:人民卫生出版社,2017.
[3] 于凯江,杜斌.重症医学[M].北京:人民卫生出版社,2015.
[4] 赵庆华.重症监护室常用护理技术操作与考核标准[M].北京:人民卫生出版社,2015.
[5] 葛均波,徐永健.内科学[M].9版.北京:人民卫生出版社,2018.

(罗　曼　蔡月红)

第五节 脉搏指示持续心输出量监测技术

脉搏指示连续心输出量监测(PICCO)技术是指将经肺温度稀释法与动脉波动曲线分析技术相结合,利用温度稀释法测得心排出量获取连续的心排出量及相关参数,通过分析动脉压力波形曲线下面积与心排出量存在的相关关系的一种临床应用技术。

一、目的

1. 准确、有效地进行血流动力学监测。
2. 监测胸腔内血容量(ITBV)、血管外肺水含量(EVLW)及每搏排出量变异度(SVV)等容量指标来反映机体容量状态,指导临床容量管理。
3. 保证 PICCO 置管的顺利进行,避免并发症的发生。

二、核心操作步骤

1. 护士准备。
2. 环境准备。
3. 用物准备。
4. 病人评估:
(1) 评估病人病情、意识状态、合作程度。
(2) 评估导管的位置及深度。
(3) 了解 PICCO 操作目的、方法、注意事项及配合要点

1. 正确核对病人信息。
2. 根据病情协助病人取合适体位。
3. 分别连接中心静脉及动脉测压装置,并检查连接是否紧密、通畅,将导线连接于监护仪的压力模块。
4. 再次确认输液管路通畅,连接三通。
5. 消毒病人动静脉端管口并打开,抽回血,见回血用生理盐水冲管,保证通畅,连接三通管。
6. 将换能器置于病人心脏同一水平,调节三通关闭病人端,使换能器与大气相通,校定零点。

7. 调节三通,将测压换能器与病人循环相通,观察监护仪上显示值和波形,分别测得病人的中心静脉压和动脉压。

8. 在测量基线稳定状态下,根据病人体重及胸腔内液体量重复 3 次热稀释测量进行定标,注射完毕后立即关闭三通开关。

9. 保存并输入数据,进行计算,观察参数。

10. 调节三通,使循环与补液相通。

11. 病情稳定后,每 8h 用热稀释法校正一次。

12. 协助病人取合适体位,交代注意事项,整理床单位

1. 处置用物。
2. 洗手,记录

三、注意事项

1. 预防感染,定时以肝素水冲管,保证导管无血液回流,严格执行无菌技术操作。

2. 妥善连接各管路及导联线,固定导管,防止移动及脱出,保证各管路通畅,疑有管腔堵塞时,不可强行冲管。

3. 置管期间,应密切观察远端肢体血供,如发现肢体缺血迹象,立即拔管。

4. 密切观察穿刺部位皮肤,保持穿刺点清洁、干燥,如污染、渗血或敷料完整性被破坏时,应及时换药。

四、评分细则及标准

表 2.5　脉搏指示连续心输出量监测技术操作评分细则及标准

项目	评分细则	分值	评分标准
操作前准备（20 分）	护士准备:着装整洁,洗手,戴口罩、帽子	3	一项不符合要求扣 1 分
	环境准备:安静整洁,光线充足	2	未评估环境扣 2 分
	用物准备:测压装置 2 套(三通 2 个、500 mL 生理盐水或 500 mL 稀释肝素水 2 瓶、一次性压力传感器、PICCO 专用压力传感器、输液加压袋 2 个)、冰盐水、配套监护仪、20 mL 注射器(1 个)、10 mL 注射器(2 个)、消毒物品 1 套(或酒精棉片 2 片)	8	缺一用物扣 1 分
	病人评估:评估病人病情、意识状态及合作程度;导管的位置及深度;解释操作目的,取得配合	7	一项未评估扣 1 分

项目	评分细则	分值	评分标准
操作方法与程序（70分）	洗手	2	未洗手扣2分,洗手不规范扣1分
	消毒病人动静脉端管口并打开,用10 mL注射器抽回血,见回血,用生理盐水冲管腔,保证通畅	5	未消毒端口扣2分 未回抽、未见回血并冲管扣3分
	将肝素稀释液或生理盐水放置于压力包内,加压150～300 mmHg,并悬挂于输液架上。将一次性压力传感器与导线连接,消毒肝素稀释液或生理盐水瓶口,将一次性压力传感器冲管端插入液面下并连接三通,打开冲管阀排气	10	压力不符合要求扣2分 未正确连接扣5分 排气不成功扣3分
	分别连接中心静脉及动脉测压装置并检查连接是否紧密通畅,再次检查管路是否通畅,连接是否紧密	5	未检查扣2分 连接不正确扣3分
	根据病情协助病人取合适体位,病情允许情况下取平卧位	5	未取合适体位不得分
	将换能器置于病人心脏同一水平,调节三通,关闭病人端,使换能器与大气相通,校定零点	5	未校零点扣3分 未正确使用三通扣2分
	调节三通,将测压换能器与病人循环相通,观察监护仪上显示值和波形,分别测得病人的中心静脉压和动脉压	10	未正确测压扣10分
	在测量基线稳定状态下,根据病人体重以及胸腔内液体量,在4 s内经中心静脉压注入冰盐水(4℃)15 mL,重复3次热稀释测量进行定标,注射完毕后立即关闭三通	10	未注射冰盐水或方法错误扣3分 未关闭三通扣2分
	保存并输入数据,进行计算,观察参数	5	未得出数据扣5分
	如需输液,可调节三通,使循环与补液相通	5	未将循环与补液相通扣2分
	病情稳定后每8 h用热稀释法校正一次	2	未每8 h校正一次扣2分
	向病人交代注意事项,整理床单位	3	一项未做到扣2分
	整理用物,洗手,记录	3	用物处置不当扣1分 未洗手、未记录扣2分
综合评价（10分）	尊重、关心、爱护病人,有效沟通	2	未能体现关心爱护病人扣2分
	操作流程正确、熟练,测压准确	4	流程不熟练扣2分 数值有误扣2分
	无菌观念强,用物、污物处置恰当	2	违反无菌原则一处扣1分 污物处置不当扣1分

续表

项目	评分细则	分值	评分标准
	应答切题、流畅	2	回答不出扣2分 回答不完整扣1分

参 考 文 献

[1] 黄昉芳,卫建华.不同注射速度推注温度指示剂对 PICCO 多参数的影响[J].中华急诊医学杂志,2019,28(2):249-251.

[2] 林爱华. PICCO 技术在创伤性休克救治中的作用[J].中国急救医学,2018,38(A1):44.

（丁 燕 朱 瑞）

第六节 有创动脉压监测技术

有创动脉压监测(Invasive Arterial Blood Pressure Monitoring, IBP)是在周围动脉穿刺置管,通过压力传感器与监护仪连接,反映每个心动周期的血压变化情况,可直接显示收缩压、舒张压和平均动脉压。

一、目的

1. 持续、动态、直接监测动脉压力的变化过程,不受人工加压、袖带宽度及松紧度影响,准确可靠,随时取值。

2. 根据动脉波形变化判断心肌收缩能力。

3. 应用血管活性药物时可及早发现动脉压力的变化,及时调整药物剂量。

4. 方便采集动脉血气标本,减少病人痛苦。

二、核心操作步骤

1. 护士准备。

2. 环境准备。

3. 用物准备。

4. 病人评估:

(1) 评估病人病情、年龄、意识状态、生命体征情况。

(2) 评估管路是否通畅。

(3) 评估病人导管穿刺点周围皮肤情况,有无红肿、出血、分泌物、渗血、渗液等

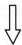

1. 正确核对病人信息。
2. 消毒动脉导管,抽回血确认导管通畅。
3. 抽取 0.2～0.4 mL 的肝素(2 mL∶12500 U),注入 500 mL 无菌生理盐水中,然后与动脉监测套件相连,压力袋充气加压至 300 mmHg,将病人动脉导管与监测管路相连接。
4. 归零:取平卧位,将换能器置于零点位置(第四肋间与腋中线交点),转动三通关闭病人端,打开大气端,监护仪屏幕显示归零成功(监护仪屏幕 IBP 波形呈一条直线同时显示 IBP 测量值为 0)。
5. 测量 IBP:归零成功转动三通打开病人端,关闭大气端。
6. 正确读取 IBP 测量值及设置报警值

1. 处置用物。
2. 洗手,记录

三、注意事项

1. 严防动脉内血栓形成,除以肝素盐水持续冲洗测压管路外,还应做好以下几点:
(1) 每次经测压管路抽取动脉血后,均应立即用肝素水进行快速冲洗,以防凝血。
(2) 管道内如有血块堵塞时应及时予以抽出,切勿将血块推入,以防发生动脉栓塞。
(3) 动脉置管时间长短与血栓形成呈正相关,待病人循环功能稳定后,应及早拔出。
(4) 防止管路漏液,测压管路的各个接头应连接紧密,压力袋内肝素水袋漏液时,应及时更换,各个三通保持良好性能,以确保肝素盐水的滴入。
2. 保持测压管路通畅:
(1) 妥善固定套管、延长管及置管侧肢体,防止导管受压或扭曲。
(2) 应使三通开关保持在正确方向。
(3) 不能有任何气泡和凝血块,最好持续冲洗,条件不允许时行每2 h冲洗一次。
3. 严格执行无菌技术操作:
(1) 穿刺部位每 24 h 消毒及更换一次敷料,并用无菌透明贴膜覆盖,防止污染。局部污染时应按上述方法及时处理。
(2) 由动脉测压管内留取血标本时,导管接头处应严格消毒,不得污染。
(3) 测压管道系统应始终保持无菌状态。
4. 在调试零点、采血等操作中严防气体进入动脉内造成栓塞。

5. 妥善固定动脉针及测压管路,对于躁动病人,给予适当约束及镇静镇痛,严防导管脱出。

6. 监测置管留置时间:动脉置管一般为 2~3 d,最长不超过 7 d,应做好动脉置管拔管的动态评估,当病人病情好转、血流动力学稳定时应考虑尽早拔管。

四、评分细则及标准

表 2.6　有创动脉血压监测技术操作评分细则及标准

项目	评分细则	分值	评分标准
操作前准备(20分)	护士准备:着装整洁,洗手,戴口罩、帽子	4	一项不符合要求扣 1 分
	环境准备:安静整洁,光线充足	2	未评估环境扣 2 分
	用物准备:监护仪、压力监测模块、压力导线、压力传感器、加压输液袋、肝素稀释液或生理盐水(500 mL)、治疗巾、手套、传感器固定托板、棉签、0.5%碘伏、胶布、小软枕、弯盘	6	少一用物扣 0.5 分
	病人评估: (1) 评估病人病情、年龄、意识状态、生命体征。 (2) 评估导管固定情况、穿刺部位局部皮肤、导管是否通畅。 (3) 评估病人心理状态、合作程度、需求	8	未评估动脉导管是否通畅扣 3 分 其余一项不符合要求各扣 1 分
操作方法与程序(70分)	洗手	1	未洗手扣 1 分 洗手不规范扣 0.5 分
	携用物至病人床旁,核对病人信息,解释操作目的,取得配合	2	未解释操作目的、未核对病人信息扣 2 分 其余一项不符合要求扣 1 分
	将压力监测模块置入监护仪,连接压力导线,观察心电监护仪出现的压力波形,设置 IBP 通道及标度,选择"最佳刻度"	6	连接不正确扣 4 分 未设置 IBP 通道及标度扣 2 分
	打开压力传感器,与肝素稀释液或生理盐水连接;将肝素稀释液或生理盐水放置加压袋中,加压至 300 mmHg 并悬挂于输液架上,打开冲管阀排气;将压力导线与一次性压力传感器连接	10	加压袋压力不符合要求扣 3 分 未排尽空气扣 3 分 其余不符合要求每项各扣 1.5 分
	洗手,戴手套;以碘伏棉签消毒病人动脉留置导管接头及周围两遍待干;将一次性压力套装与动脉留置导管接头连接并旋紧	7	未洗手、未戴手套扣 4 分 消毒管端不符合要求扣 3 分

项目	评分细则	分值	评分标准
	打开传感器冲洗开关冲洗管路,观察液体滴落是否通畅,观察心电监护仪屏幕上出现的波形,脱手套,洗手	8	未冲管扣3分 未观察心电监护波形扣3分 脱手套后未洗手扣2分
	协助病人取平卧位	2	未取平卧位扣2分
	将传感器置于病人右心房水平位置(第四肋间与腋中线交点)	4	不符合要求不得分
	归零:将传感器通向病人端关闭,使传感器与大气相通;选择心电监护仪上压力波形区域,按"归零IBP";待IBP数值变成"0"	8	未正确使用三通扣4分 未正确归零扣4分
	调节三通,使传感器与大气隔绝而与动脉导管相通;观察监护仪上显示值及波形;调节波形振幅,正确读取参数;设置报警限值	15	未正确使用三通扣6分 未正确读取数值扣5分 未设置报警限值扣4分
	整理床单位,协助病人取舒适体位,交代注意事项	3	未整理床单位扣1分 未交代注意事项扣2分
	处置用物,洗手,记录	4	用物处置不符合要求扣2分 未洗手、未记录各扣1分
综合评价(10分)	关爱病人,体现以病人为中心的服务理念	2	未能体现关爱病人扣2分
	操作熟练、流畅,严格执行无菌技术操作	4	操作不熟练扣2分 违反无菌原则扣2分
	准确、有效沟通	2	未有效沟通扣2分
	应答切题、流畅	2	回答不出扣2分 回答不完整1分

参 考 文 献

[1] 杨辉.新编ICU常用护理操作指南[M].北京:人民卫生出版社,2015.
[2] 朱京慈.急危重症护理技术[M].北京:人民卫生出版社,2011.
[3] 赵庆华.危重症临床护理实用手册[M].北京:人民卫生出版社,2014.

(姚秀英 朱 瑞)

第七节 主动脉内球囊反搏技术

主动脉内球囊反搏(Intra-aortic Balloon Pump,IABP)是目前应用最为广泛的左心辅助循环方法,是经股动脉将一根气囊导管置于锁骨下动脉开口远端 1~2 cm 处和肾动脉开口近端的降主动脉内,另一端接反搏器。利用 IABP 球囊在心脏舒张期充气,加大主动脉舒张压,从而改善冠状动脉的供血及心肌供氧;在心肌收缩前气囊放气,主动脉压力下降,使左心室射血阻力降低,左心室后负荷减轻,减少心肌耗氧,有利于危重及休克病人的心功能恢复。已广泛应用于心功能不全、心功能障碍的危重病人的抢救和治疗。

一、目的

1. 降低左室后负荷,减轻心脏做功。
2. 提高舒张压,增加冠状动脉灌注。
3. 增加全身重要脏器血灌注,改善微循环。
4. 降低右房压及肺动脉压。

二、核心操作步骤

1. 护士准备。
2. 环境准备。
3. 用物准备。
4. 病人评估:
(1) 评估病人的病情、意识状态、生命体征、有无禁忌证、过敏史、既往史。
(2) 评估病人相关化验及各项检查,如肌酐水平及止凝血时间等。
(3) 评估穿刺部位皮肤。
(4) 评估病人双侧足背动脉搏动情况

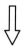

1. 核对病人信息并解释操作目的,取得病人配合。
2. 协助病人取平卧位,双下肢分开并外展。
3. 将病人床的高度调整到适合医生操作的位置,以方便操作,并做好 X 线透视准备。
4. 协助医生穿无菌手术衣,消毒皮肤,并做好术中配合工作及病人病情观察。
5. 检查和启动反搏泵准备程序,首先检查氦气的储量,打开阀门,启动电源进入待机状态,协助医生连接心电图,保证良好的心电信号。
6. 协助医生准备压力换能套装,排空压力延长管内的空气,压力保持在300 mmHg。

7. 当医生成功放置好气囊后,协助医生将气囊延长管连接于反博泵上,正确连接压力换能套装并进行校零(右心房水平)。

8. 协助医生将气泵预充氦气,并检查氦气压力,再次检查各导管连接紧密性,然后按开始键,根据动脉压力波形调整充放气时相。

9. 协助医生缝合并固定鞘管及球囊反搏导管,X线透视下确定气囊位置是否合适,保证 IABP 工作正常,确定足背动脉搏动并作标记。

10. 与医生再次核对机器各参数设置:触发选择、反博频率、充气阀门、充气时相、排气时相。

11. 整理床单位,交代注意事项,取合适体位

1. 处置用物。
2. 洗手,记录

三、注意事项

1. 密切观察病人生命体征,尤其是心率及心律的变化。熟悉 IABP 的触发方式、反博时相、反博比例、气囊充气量以及预警系统,观察波形变化,及时记录 IABP 机器参数的调整情况。IABP 机报警并停止工作时,立即报告医生并及时处理。

2. 将导管固定于不易脱落部位,防止病人变换体位时打折、移位和脱落,每次操作后检查导管有无移位,管内有无回血。

3. 观察穿刺部位有无渗血、血肿现象,保持局部清洁、干燥,换药时严格执行无菌技术操作。

4. 密切观察双下肢血液循环情况,注意术侧肢体颜色、温度、动脉搏动情况;用肝素治疗期间注意观察皮肤黏膜、穿刺伤口、尿液、胃肠道及颅内有无出血倾向;监测尿量变化。

5. 严密观察有无突发持续性撕裂样胸痛症状。

6. 应用 IABP 时,病人宜取平卧位,穿刺侧下肢伸直,避免弯曲,使用约束带适当约束,可适当抬高床头(不超过 30°),并协助病人轴线翻身,下肢与躯体成一直线,注意气囊、导管是否移位。

7. 检查管路连接情况,给予肝素盐水持续加压冲管,以免形成血栓。每隔 24 h 更换一次肝素盐水冲洗液。确保中心管和压力监测装置中无气泡。

8. 尽量避免在中心管采集血样,以确保得到最佳波形。

四、评分细则及标准

危重症护理技术操作规范

表 2.7　主动脉内球囊反搏技术操作评分细则及标准

项目	评分细则	分值	评分标准
操作前准备（20分）	护士准备：着装整齐，洗手，戴口罩、帽子	2	一项不符合要求扣0.5分
	环境准备：环境宽敞、明亮，温湿度适宜	2	一项不符合要求扣1分
	用物准备： (1) 急救用物：急救药品、气管插管、吸氧及吸痰装置、除颤仪等。 (2) 常规用物：穿刺针、导丝、扩张器、压力换能器套装、压力延长管、射器（20 mL、10 mL、5 mL、2 mL 各1个）、肝素钠、利多卡因、0.5％安多福、无菌手套、胶布、IABP仪器、IABP导管（根据病人身高选择不同型号的IABP导管）、加压袋、500 mL生理盐水、弯盘、约束带、三通	8	急救用品缺一项扣0.2分 常规用品缺一项扣0.4分
	病人评估： (1) 评估病人的病情、身高、意识状态、生命体征、既往史、过敏史。 (2) 评估病人相关化验及各项检查结果，如肌酐水平及止凝血时间等。 (3) 评估穿刺部位皮肤及双侧足背动脉搏动情况。 (4) 评估病人有无禁忌证	8	缺一项扣2分
操作方法与程序（70分）	洗手	2	未洗手扣2分 洗手不符合要求扣1分
	核对病人信息，解释操作目的，取得病人配合	3	一项不符要求合扣1分
	协助病人取平卧位，双下肢分开并外展	3	未取合适体位扣3分 一项不符合要求扣1分
	将病床的高度调整到适合医生操作的位置，以方便操作，并做好X线透视准备	2	未调整合适操作高度扣2分
	协助医生穿无菌手术衣，消毒皮肤	2	未协助医生扣2分
	严格执行无菌技术操作规程，协助医生铺无菌台，打开无菌敷料包和器械包，并将注射器、无菌手套、输液器、相关导管耗材逐一递上手术台	5	未协助医生扣2分 违反无菌原则扣3分
	建立静脉通道，必要时遵医嘱用药：肝素钠（100 u/kg）、镇静药、镇痛药等	2	未建立静脉通道扣1分 未及时配合医生用药扣1分

项目	评分细则	分值	评分标准
	检查和启动反搏泵准备程序:首先检查氦气的储量,打开阀门,启动电源进入待机状态,协助医生连接心电图,保证良好的心电信号	8	缺一项扣2分
	协助医生局部麻醉,穿刺股动脉将钢丝送达腹主动脉,后沿钢丝将动脉鞘管及后置扩张器送于股动脉内	1	未及时配合医生扣1分
	协助医生打开IABP导管,体外测量长度,同时冲洗中央腔,排净气体后备用	2	未及时配合医生扣1分 排气不彻底扣1分
	协助医生准备压力换能套装,排空压力延长管内的空气,压力保持在300 mmHg	6	一项不符合要求扣2分
	当医生成功放置好气囊后,协助医生将气囊延长管连接于反搏泵上,正确连接压力换能套装并进行校零(右心房水平)	6	一项不符合要求扣2分
	协助医生将气泵预充氦气,再次检查各导管连接紧密性,然后按开始键,根据动脉压力波形调整充放气时相	8	一项不符合要求扣2分
	术中密切观察病人的心率、心律、血压、呼吸等变化,如有异常及时向医生汇报	2	未及时观察病人情况扣2分
	协助医生缝合并固定鞘管及球囊反搏导管,在X线透视下确定气囊位置是否合适,保证IABP工作正常,确定足背动脉搏动并作标记	8	未妥善固定扣2分 未确定气囊位置是否合适扣2分 未检查IABP工作情况扣2分 未检查末梢循环扣2分
	与医生再次核对IABP机器各参数设置:触发选择、反搏频率、充气阀门、充气时相、排气时相。严密观察有无并发症的出现,正确识别IABP机器的各种报警,熟练掌握机器故障的排除方法	4	未再次确认各项参数扣1分 未观察并发症扣1分 不能正确识别报警扣1分 不能掌握故障排除方法扣1分
	整理床单位,交代注意事项,取合适体位	3	一项不符合要求扣1分
	整理用物,洗手,记录	3	一项不符合要求扣1分
综合评价(10分)	关爱病人,体现以病人为中心的服务理念	2	未能体现关爱病人扣2分
	操作熟练、规范,遵守无菌原则	4	操作不熟练扣1分 操作不规范扣1分 违反无菌原则扣2分

续表

项目	评分细则	分值	评分标准
	准确、有效沟通	2	未有效沟通扣 2 分
	应答切题、流畅	2	回答不出扣 2 分 回答不全面扣 1 分

参 考 文 献

[1] 侯广臣,李友,秦学亮.实用重症监护技术[M].汕头:汕头大学出版社,2019.

（贾雪丽　蔡月红）

第八节　连续性血液净化技术

连续性血液净化（Continuous Renal Replacement Therapy，CRRT）是对所有连续、缓慢清除机体过多水分和溶质,对脏器功能起支持作用的各种血液净化技术的总称。

一、目的

1. 持续、稳定地控制氮质血症,调节水电解质及酸碱平衡。
2. 清除炎性介质,减轻组织水肿,改善供氧和器官功能。
3. 维持血流动力学稳定。
4. 防止肾脏进一步损伤,保护余肾功能。

二、核心操作步骤

1. 护士准备。
2. 环境准备。
3. 用物准备。
4. 病人评估:
（1）评估中心静脉导管（透析治疗导管）是否通畅。
（2）去除导管内肝素液,确认导管是否通畅。
（3）评估穿刺点皮肤有无出血、红肿、压痛、分泌物、渗液等现象。
（4）评估病人心理状态、合作程度及需求。
（5）了解 CRRT 的目的、方法、注意事项及配合要点。

1. 正确核对病人身份信息。

2. 血滤机接通电源,开机自检。

3. 连接配套管路:遵医嘱选择治疗模式,机器主界面→选择病人界面→新病人(输病人住院号、体重)→选择治疗方式→安装配套管路。

4. 预冲:配套管路安装好以后,预冲过程轻轻拍打滤器膜,排尽空气,进行预充测试。

5. 冲管:取舒适体位,暴露穿刺部位,检查血透置管,去除敷料,充分暴露导管。打开换药碗,戴无菌手套,用碘伏纱布消毒穿刺点及导管(搓管 10 s),将动脉端接针筒先抽出导管内血 3～5 mL,再以生理盐水冲管,确保通畅,有小血栓及时回抽至干净,更换静脉端重复操作。

6. 上机:在置管处铺好无菌巾,将动脉端连接置管动脉腔,将静脉端连接置管静脉腔,点击"开始",血泵转动,最初引血量控制在 60～80 mL/min,用无菌巾包好管路连接处并固定好各管路,根据病人情况慢慢地加大血流量至 100～150 mL/min,密切观察病人的生命体征及病情变化。

7. 下机:当病人的脱水量及各项指标达到理想状态时遵医嘱下机,准备好棉签、碘伏、20 mL 注射器(抽好生理盐水)、2 支配置好的封管液、2 个肝素帽,用物准备妥当后按"治疗结束",机器自动进入回血状态,结束治疗。按无菌原则进行封管

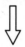

1. 处置用物。
2. 洗手,记录

三、注意事项

1. 操作应严格遵守无菌原则及标准预防原则。妥善固定体外循环通路,保持体外循环管路密闭、通畅;保持穿刺部位的清洁、干燥,以减少导管相关性感染的发生。

2. 开始治疗时血流量可设置为 60～80 mL/min,如病人生命体征稳定,可逐步增加血流量至医嘱要求量,防止因容量丢失所引起的低血压。

3. 机器运转 30 min 后查病人止凝血情况,及时调整肝素用量,维持 ACT 在 150～180 s。

4. 严密监测体外循环管路的压力变化,以便及时发现管路或滤器凝血并立即更换。

5. 开启加温器并监测体温以防医源性低体温。

6. 严密监测病人生命体征、凝血功能、ACT、电解质、血气分析、肝肾功能,为调整抗凝剂血滤参数提供依据。

7. 严密观察病人术侧肢体的皮肤颜色、温度、动脉搏动情况,注意观察病人皮肤、黏膜有无出血倾向。

四、评分细则及标准

表 2.8　连续性血液净化技术操作评分细则及标准

项目	评分细则	分值	评分标准
操作前准备(20分)	护士准备:着装整洁,洗手,戴口罩、帽子	3	一项不符合要求扣1分
	环境准备:安静整洁,光线充足,温湿度适宜	2	未评估环境扣2分 一项不符合要求扣1分
	用物准备:完好且处于备用状态的血液净化机、已配置好的置换液、血液循环管路、5 mL注射器、20 mL注射器、抗凝剂、0.9%氯化钠注射液、个体化置换液、0.5%碘伏、酒精棉片、无菌手套、消毒用品治疗盘、肝素帽、三通等	8	少一用物扣1分
	病人评估: (1)了解血透导管通畅情况、导管深度及固定情况、穿刺点情况、贴膜有无卷边或潮湿。 (2)评估病人心理状态、合作程度、需求	7	未评估血管通路是否通畅扣3分 其余一项未评估扣1分
操作方法与程序(70分)	洗手	1	未洗手扣1分 洗手不规范扣0.5分
	携用物至病人床旁,核对床头卡、腕带、解释操作目的;评估病人全身状况,评估穿刺部位皮肤、置管情况	4	未核对病人信息、未解释操作目的扣2分 一项不符合要求扣2分
	机器主界面→选择病人界面→新病人(输病人住院号、体重)→选择治疗方式→安装配套管路	6	输入不正确扣1分 选择不正确扣2分 安装不正确扣3分
	安装配套管路: (1)将底盘安装在支架内,沿管路导引安装管路。 (2)安装所有的压力接头。 (3)将废液管路分别放入放电圈、漏血探测器中。 (4)暂时将Y形废液管悬挂在预冲勾上。 (5)将排气室置于其支架上。 (6)将回输管路插入空气探测器和回输管夹内,关闭空气探测器门。 (7)打开废液秤,悬挂废液袋,关闭秤。 (8)确认已安装的配套管路。	19	压力接头安装不正确扣4分,未确认扣3分 其余一项不符合要求扣1.5分

项目	评分细则	分值	评分标准
	(9) 将 Y 形废液管连接预冲液袋。 (10) 将血液泵前泵管(PBP)连接 PBP 液袋,将液袋悬挂在白色秤上。 (11) 将透析液管路连接透析液袋,将液袋悬挂在绿色秤上。 (12) 将置换液管路连接置换液袋,将液袋悬挂在紫色秤上,将回输管路连接到废液袋		连接错误扣 5 分 连接后夹子未打开或未检查扣 3 分 其余一项不符合要求扣 2 分
	安装注射器,确认设置,按预冲键,预冲完成,调节排气室,挂生理盐水,排气,接三通	8	未正确安装注射器扣 5 分 预冲后未检查扣 1 分 未调节排气室扣 2 分
	输入流速(血流速、置换液、前后稀释、病人脱水量、PBP、透析液),各项输入完毕后,按继续键,设置温度	9	未输入流速扣 5 分 未设置温度扣 4 分
	与病人交流消除其顾虑,协助病人取舒适体位,暴露穿刺部位。 检查血透置管: (1) 去除敷料,充分暴露导管。 (2) 打开换药盘,用碘伏纱布消毒穿刺点及导管。 (3) 戴无菌手套,动静脉端接针筒先抽出导管内封管液 2 mL,确保通畅并无小血栓。 (4) 用 20 mL 无菌注射器回抽血透导管,6 s 内能抽取 20 mL 血液,证明导管血流通畅,方可使用	15	未取得配合扣 3 分 未戴手套扣 3 分 未正确消毒扣 4 分 未抽出导管内血扣 3 分 其余一项不符合要求扣 2 分
	病人上机(管路连接方法正确,操作正确),管路固定妥当,再次确认输入流速(置换液、前后稀释、病人脱水量、PBP、透析液),监测生命体征,询问病人感受。 再次双人查对(床号、姓名、住院号、置换液、前后稀释、病人脱水量、PBP、透析液),协助病人取舒适卧位,整理床单位	4	管路未固定妥当扣 2 分 未再次确认扣 1 分 未整理床单位扣 1 分
	处置用物,洗手,记录	4	用物处置不符合要求扣 2 分 未洗手、未记录各扣 1 分

续表

项目	评分细则	分值	评分标准
综合评价（10分）	关爱病人，体现以病人为中心的服务理念	2	未能体现关爱病人扣2分
	操作熟练、流畅，严格执行无菌技术操作	4	操作不熟练扣2分 违反无菌原则扣2分
	准确、有效沟通	2	未有效沟通扣2分
	应答切题、流畅	2	回答不出扣2分 回答不完整1分

参 考 文 献

[1] 喻文，罗红敏.导致CRRT治疗病人不良预后的相关因素分析[J].中华危重病急救医学,2017,29(7):595-595.

[2] 杨柳，许雅静，叶严丽，等.集束化护理方案在CRRT风险控制中的应用[J].齐鲁护理杂志,2016,22(8):89-90.

[3] 傅丽萍.针对性护理干预对ICU实施CRRT病人下肢深静脉血栓形成的影响[J].齐鲁护理杂志,2016,22(8):39-40.

[4] 黎维芳，关萍.ICU危重病人床旁连续性肾脏替代治疗(CRRT)中的护理[J].护士进修杂志,2016,31(15):1400-1402.

[5] 张波，桂莉.急危重症护理学[M].4版.北京:人民卫生出版社,2017.

[6] 刘小明，石小毛，丁旭云.常用护理适宜技术规范手册[M].湖南:湖南科学技术出版社,2013.

（袁莉萍　朱　瑞）

第九节　中心静脉压监测技术

中心静脉压(Central Venous Pressure,CVP)指腔静脉与右房交界处的压力，是反映回心血量与右心射血能力的指标，也是右心前负荷的指标。CVP监测技术是通过中心静脉导管测定血管内压力、评价循环容量的方法。CVP正常值为5～12 cmH$_2$O。

一、目的

1. 了解有效血容量、心功能及周围循环阻力的综合情况。
2. 对不明原因的急性循环衰竭进行鉴别。
3. 在需大量输血、补液时，借以观察血容量的动态变化、循环超负荷的危险。
4. 在危重病人、大手术及紧急情况下作为大量输血、补液途径。

二、核心操作步骤

1. 护士准备。
2. 环境准备。
3. 用物准备。
4. 病人评估：
(1) 评估病人病情、意识状态、生命体征、是否使用呼吸机。
(2) 评估中心静脉导管固定情况、置管深度、穿刺部位局部皮肤情况、中心静脉导管是否通畅。
(3) 评估病人心理状态、合作程度、需求。
(4) 了解 CVP 的目的、方法、注意事项及配合要点

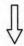

1. 核对病人信息。
2. 压力导线与有创压力监测套正确连接。
3. 严格执行无菌技术操作，正确连接有创压力监测套与中心静脉导管（戴手套，中心静脉导管 CVP 接口摩擦式消毒至少 15 s）。
4. 加压袋压力保持在 150～300 mmHg。
5. 归零：病人取平卧位→将换能器置于与右心房水平位置（病人第四肋间与腋中线交叉处）→转动三通关闭病人静脉端→打开大气端（监护仪屏幕显示 CVP 波形呈一条直线，同时监护仪屏幕显示 CVP 归零成功）。
6. 测量 CVP：归零成功→转动三通打开病人静脉端→关闭大气端。
7. 正确读取 CVP 测量值：确认监护仪屏幕显示 CVP 波形正确稳定，开始读数

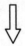

1. 处置用物。
2. 洗手，记录

三、注意事项

1. 压力传感器置于第四肋间腋中线水平，与右心房同一水平位置，病人体位变动时重新校正零点，以保持测压管零点始终与右心房在同一水平线上。

2. 测压时，应先排尽测压管中的气泡，保持测压管道的密闭性，避免空气栓塞影响测压结果的准确性。

3. 定期冲洗测压管道,每次测压后及时冲洗测压管道,防止测压管道扭曲、受压,保持测压管道通畅。

4. 中心静脉压测压通路避免输注血管活性药物及其他急救药物或含钾溶液,防止测压时中断上述药物的输入或测压后药物随溶液快速输入体内而引起血压或心律的变化,甚至危及生命。

5. 在测压前准确评估病人病情,尽可能排除影响中心静脉压值的因素,如病人有咳嗽、呕吐、躁动、抽搐等情况应在其安静 10~15 min 后测压,机械通气使用 PEEP(呼气末正压),可致中心静脉压升高,测压时,若病情允许可暂时脱开呼吸机或停用 PEEP(呼气末正压)。

6. 严格执行无菌技术操作,按要求更换穿刺部位敷料,无菌透明敷料每周更换 2~3 次,如敷料潮湿、松动或有可见污染时则及时更换。每 24 h 更换冲洗液,预防感染。

四、评分细则及标准

表 2.9　中心静脉压监测技术操作评分细则及标准

项目	评分细则	分值	评分标准
操作前准备(20分)	护士准备:着装整洁,洗手,戴口罩、帽子	3	一项不符合要求扣 1 分
	环境准备:安静整洁,光线充足	2	未评估环境扣 2 分 评估不全面扣 1 分
	用物准备:监护仪、压力监测模块、压力导线、一次性压力传感器、加压袋、肝素稀释液或无菌生理盐水(500 mL)、治疗巾、手套(2 副)、酒精棉片(2 块)、20 mL 注射器、棉签、碘伏、胶布、弯盘	7	少一用物扣 0.5 分
	病人评估: (1) 评估病人病情、意识状态、生命体征、是否使用呼吸机。 (2) 评估中心静脉导管固定情况、置管深度、穿刺部位局部皮肤情况、中心静脉导管是否通畅。 (3) 评估病人心理状态、合作程度、需求	8	未评估中心静脉导管是否通畅扣 3 分 其余一项不符合要求扣 0.5 分
操作方法与程序(70分)	洗手	1	未洗手扣 1 分 洗手不规范扣 0.5 分
	携用物至病人床旁,核对病人信息,解释操作目的,取得配合	4	未核对病人信息扣 2 分 未解释操作目的扣 2 分
	将压力监测模块置入监护仪,连接压力导线,设置 CVP 通道及标度	6	连接不正确扣 2 分 未设置 CVP 通道扣 3 分 未设置 CVP 标度扣 1 分

项目	评分细则	分值	评分标准
	打开一次性压力传感器,与肝素稀释液或生理盐水连接;将肝素稀释液或生理盐水放置加压袋中,加压至 150～300 mmHg 并悬挂于输液架上,打开冲管阀排气;将压力导线与一次性压力传感器连接	10	加压袋加压压力不符合要求扣4分 未排尽空气扣4分 其余一项不符合要求扣1分
	戴手套,关闭 CVP 通道管道开关,打开 CVP 接口,消毒管端;将一次性压力传感器与 CVP 导管连接;打开 CVP 管道开关并冲管;脱手套,洗手	10	未戴手套扣2分 消毒管端不符合要求扣3分 打开 CVP 管道开关后未冲管扣2分 一次性压力传感器与 CVP 导管连接不正确扣2分 脱手套后未洗手扣1分
	根据病人病情协助病人取合适体位(常规取平卧位),将传感器置于与病人右心房水平位置(即第四肋间与腋中线交叉处)	8	未取合适体位扣3分 未将传感器置于与病人右心房水平位置扣5分
	归零:先将传感器通向病人端关闭,使传感器与大气相通,按归零键归零	9	未归零不得分 未正确使用三通归零扣6分
	调节三通,使传感器与大气隔绝,与 CVP 导管相通;观察监护仪上显示值及波形;待波形稳定后正确读取 CVP 数值;设置报警限值	14	未正确使用三通扣5分 未正确读取 CVP 数值扣5分 未设置报警限值扣4分
	整理床单位,协助病人取舒适体位,交代注意事项	4	未整理床单位扣1分 未取合适体位扣1分 未交代注意事项扣2分
	处置用物,洗手,记录	4	用物处置不符合要求扣2分 未洗手、未记录各扣1分
综合评价(10分)	关爱病人,体现以病人为中心的服务理念	2	未能体现关爱病人扣2分
	操作熟练、流畅,严格执行无菌技术操作	4	操作不熟练扣2分 违反无菌原则扣2分
	准确、有效沟通	2	未有效沟通扣2分
	应答切题、流畅	2	回答不出扣2分 回答不完整扣1分

参 考 文 献

[1] 周晨亮,魏捷.心静脉压监测的临床意义再评价[J].中国急救医学,2017,37(4):
310-311.

（高业兰　朱　瑞）

第十节　心肺复苏术

心肺复苏(Cardiopulmonary Resuscitation,CPR)术亦称基本生命支持技术,是针对因各种原因导致的心跳骤停所采取的抢救措施,即用心脏按压或其他方法形成暂时的人工循环,恢复心脏自主搏动和血液循环,用人工呼吸代替自主呼吸,达到使病人恢复苏醒和挽救生命的目的。

一、目的

1. 及时对病人实施正确的心肺技术,提高心搏、呼吸骤停的病人的复苏成功率。
2. 维持心脑及全身重要器官供血供氧,挽救生命。

二、核心操作步骤

1. 护士准备。
2. 环境准备。
3. 用物准备。
4. 病人评估：
(1) 轻拍双肩,判断病人有无意识。
(2) 如病人无意识,快速判断呼吸,高声呼救、看时间,置去枕仰卧位

1. 判断大动脉有无搏动：中、食指触寻甲状软骨,向气管旁侧轻按滑动 1～2 cm,判断有无颈动脉搏动,时间:$5'' < s < 10''$。如病人使用心电监护仪且监护仪提示心跳停止,先查看导联连接是否完好,无需判断大动脉搏动,监护仪示室颤,先立即除颤一次。
2. 躺在平地或硬板上,气垫床打开排气阀门快速放气,解开衣领、腰带。

危重症护理技术操作规范

3. 心脏按压:① 正确定位:胸骨中下 1/3 交界处。② 按压手法:双手掌根按压,手臂长轴与胸骨垂直,右手手掌按压于左手手掌之上,两手掌根重叠,十指相扣,指端翘起。③ 按压姿势:上半身稍向前倾,双肩在病人胸骨正上方,肘关节伸直,使肩、肘、腕呈一直线,用身体重量垂直用力按压,使胸骨下陷,然后迅速放松,解除压力使胸骨自然复位。④ 按压频率:100~120 次/分,每 30 次按压时间控制在 15~18 s。⑤ 按压与吹气之比为 30:2。⑥ 按压深度:胸骨下陷 5~6 cm。⑦ 按压时观察病人面部颜色和表情。

4. 采用仰头抬颏法,对于开放气道,有颈椎损伤病人注意保护颈椎,采用双手托下颌法开放气道。检查口腔,取出义齿,根据需要清除呼吸道分泌物。

5. 人工呼吸:捏鼻,深吸气,口对口密封,用力吹气,见胸廓抬起即可,松鼻,抬头。人工呼吸 2 次或面罩-呼吸囊人工呼吸 2 次,每次吹气时间不少于 1 s。

6. 胸外按压与口对口人工呼吸交替进行,共做 5 个周期。

7. 观察病人呼吸、面色、意识、瞳孔,正确评估心肺复苏的有效指征,如心肺复苏有效,进行进一步生命支持;如心肺复苏无效,继续坚持 30 min 以上仍无生命指征,则宣布临床死亡。

8. 整理床单位,协助病人取合适体位,注意保暖。

9. 正确核对病人信息,做好家属安抚工作

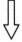

1. 正确处置用物。
2. 记录复苏结果

三、注意事项

1. 复苏过程中头后仰,持续保持呼吸道通畅。

2. 以仰头抬颏法开放气道时,手指不要深压下颌软组织,以免阻塞气道。颈椎损伤病人,应采取推举下颌法开放气道保护颈椎。

3. 人工呼吸时送气量不宜过大,以免引起病人胃部胀气。

4. 胸外按压部位要准确,确保足够的频率和深度,尽可能不中断胸外按压。

5. 按压时肩、肘、腕在一条直线上,并与病人身体长轴垂直。按压时,手掌掌根不能离开胸廓壁;放松后让胸廓充分回弹,以保证心脏得到充分的血液回流。

6. 密切观察有无胸骨骨折、肋骨骨折、血气胸、肝脾破裂等并发症的发生,做好对症处理。

危重症护理技术操作规范

四、评分细则及标准

表 2.10　心肺复苏术操作评分细则及标准

项目	评分细则	分值	评分标准
操作前准备（15分）	护士着装整洁、举止端庄、态度严肃、反应敏捷	2	一项不符合要求扣1分
	用物准备：纱布、硬板、手表、手电筒、呼吸囊、血压计、听诊器	7	缺一用物扣1分
	环境准备：脱离危险环境，使用隔帘，清除与抢救无关人员	6	缺一项扣2分
操作方法与程序（70分）	病人评估：轻拍双肩，高声呼喊，判断病人有无意识；如无意识，快速判断呼吸，高声呼救，看时间，置去枕仰卧位	6	一项不符合要求扣2分
	判断大动脉有无搏动：中、食指触寻甲状软骨，向气管旁侧轻按滑动1～2 cm，判断有无颈动脉搏动，时间：5″＜s＜10″；监护提示心跳停止，查看导联连接是否完好，无需判断大动脉搏动，监护提示室颤，先立即除颤一次	6	一项不正确扣3分
	躺在平地或硬板上，气垫床立即打开排气阀门快速放气，解开衣领、腰带	4	一项不符合要求扣1分
	心脏按压：① 正确定位：胸骨中下 1/3 交界处。② 按压手法：双手掌根按压，手臂长轴与胸骨垂直，右手手掌按压于左手手掌之上，两手掌根重叠，十指相扣，指端翘起。③ 按压频率 100～120 次/分。④ 按压与吹气之比为 3∶2。⑤ 按压深度：胸骨下陷 5～6 cm	20	一项不符合要求扣4分
	采用仰头抬颏法开放气道，对于颈椎损伤病人采用双手托下颌法开放气道。注意颈椎保护，检查口腔，取出义齿，根据需要清除呼吸道分泌物	9	开放气道手法不正确扣5分 一项做不到扣1分
	人工呼吸：口对口人工呼吸 2 次或面罩-呼吸囊人工呼吸 2 次，每次吹气时间不少于 1 s	10	一次无效扣2分
	胸外按压与口对口人工呼吸交替进行，共做 5 个周期，重新检查循环体征	5	一项不符合要求扣1分
	观察呼吸、面色、意识、瞳孔，正确评估心肺复苏的有效指征，如心肺复苏有效，进行进一步生命支持；如心肺复苏无效，继续坚持 30 min 以上仍无生命指征，则宣布临床死亡	4	一项不符合要求扣2分

项目	评分细则	分值	评分标准
	整理床单位,协助病人取合适体位,注意保暖	2	一项不符合要求扣1分
	正确核对病人信息	2	未核对病人信息、核对不正确不得分
	正确用物处置,记录复苏结果	2	一项不符合要求扣1分
综合评价(15分)	操作熟练、分秒必争、动作轻稳,操作程序流畅	3	不熟练扣3分
	爱伤观念强,无并发症发生	10	爱伤观念不强扣3分 出现并发症扣7分
	应答正确、流畅	2	回答不完整、不流畅扣2分

参 考 文 献

[1]　李鑫,刘亚华,王立祥.中国心肺复苏专家共识之腹部提压心肺复苏临床操作指南[J].解放军医学杂志,2019(6).

[2]　唐子人,赵燊,唐万春.2015美国心脏协会心肺复苏指南更新的解读[J].中华急诊医学杂志,2016(1).

[3]　李玖军.《2018美国心脏协会心肺复苏及心血管急救指南更新儿童高级生命支持部分》解读[J].中国实用儿科杂志,2019(2).

（袁莉萍　宋云凤）

第三章　神经系统护理技术

第一节　有创颅内压监测技术

　　有创颅内压(Intracranial Pressure,ICP)监测是指将导管或微型压力传感器探头置于颅腔内,导管及传感器的另一端与 ICP 监护仪连接,将 ICP 压力动态变化转为电信号,显示于示波屏或数字仪上,并用记录器连续描记出压力曲线,以便随时了解 ICP 的技术。

一、目的

1. 实时、动态监测颅内压力,便于及时发现和处理病情变化,防止脑疝发生。
2. 有利于及时判断病情,制定治疗措施并指导治疗,为治疗、决策提供依据。

二、核心操作步骤

> 1. 护士准备。
> 2. 环境准备。
> 3. 物品准备。
> 4. 病人评估:
> (1) 评估病人意识、瞳孔、生命体征。
> (2) 评估病人心理状态、肢体活动情况、配合程度。
> (3) 评估穿刺部位局部皮肤情况、脑室导管通畅情况。
> (4) 了解 ICP 的目的、方法、注意事项及配合要点

> 1. 核对病人信息。
> 2. 解释操作的目的及方法,取得配合。
> 3. 正确连接 ICP 监测仪导线与病人脑部探头。
> 4. 查看屏幕显示缆线所记录的零参考值是否等于探头上记录的数值。

5. 按下确定键,显示颅内压。

6. 打开主机上的开关键。

7. 准确读取监测数值(ICP 正常值为 5～15 mmHg,轻度增高为 16～20 mmHg;中度增高为 21～40 mmHg;重度增高则大于 40 mmHg)并设置报警范围,及时发现 ICP 异常值

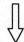

1. 处置用物。
2. 洗手,记录

三、注意事项

1. 严格遵守无菌技术操作,预防感染。颅内压监测时间不宜过长,一般为 3～5 d。

2. 在监护过程中,要严密观察病人的生命体征、意识、瞳孔及肢体活动的变化。

3. 在护理操作过程中,应注意加强对导管的保护,防止其脱落、弯折、阻塞,保证颅内压监护装置正常运行。对躁动病人加以约束或给予镇静药,防止脱管,注意安全。

4. ICP 监测时病人应保持平卧位或头部抬高 30°,头部保持中位,避免前屈、过伸、侧转,以免影响脑静脉回流。

5. 翻身、吸痰、躁动等刺激均可影响 ICP 测量数值,读取数值时,应排除以上影响因素。

四、评分细则及标准

表 3.1　有创颅内压监测技术操作评分细则及标准

项目	评分细则	分值	评分标准
操作前准备(20分)	护士准备:着装整洁,洗手,戴口罩、帽子	4	一项不符合要求扣 1 分
	环境准备:安静整洁,光线充足,无电磁波干扰	3	一项未评估扣 1 分
	用物准备:ICP 监测仪、导线、快速手消毒液	5	缺 ICP 监测仪、导线各扣 2 分 缺快速手消毒液扣 1 分
	病人评估: (1) 评估病人意识、瞳孔、生命体征。 (2) 评估病人心理状态、肢体活动情况、配合程度。 (3) 评估穿刺部位局部皮肤情况,保持脑室导管通畅	8	一项未评估扣 1 分

续表

项目	评分细则	分值	评分标准
操作方法与程序（70分）	携用物至病人床旁，核对病人信息，解释操作目的，取得配合	4	未核对病人信息、未解释操作目的各扣2分 核对、解释不符合要求各扣1分
	根据病人病情协助其取合适体位	8	未取合适体位扣8分
	仪器妥善放置，确保所有的缆线都被连接，将缆线的白色中间线与主机上的标记对齐。选择合适的电源线连接ICP监测仪	6	未妥善放置仪器扣2分 缆线和电源连接不正确各扣2分
	打开主机上的开关键。将ICP监测仪导线与病人脑部探头连接。查看屏幕显示缆线所记录的零参考值是否等于探头上记录的数值。如果是，选择接受；如果不是，选择调整。按下确定键，显示颅内压	10	未开主机开关扣2分 导线未与探头连接扣2分 操作顺序错误扣2分 未查看屏幕零参考值扣3分 未调整零参考值扣3分
	加强对导管的保护，防止其脱落、弯折、阻塞，保证颅内压监护装置运行正常。对躁动病人加以约束或给予镇静，防止脱管	10	未妥善固定导管扣2分 导管弯折、阻塞扣3分 躁动病人未予相关措施扣5分
	排除干扰因素（如翻身、吸痰、躁动等），让病人安静后测量，确保ICP监测的准确性	8	未准确监测不得分
	观察读取ICP监测仪的压力波形及数值，记录意识、瞳孔及生命体征	12	未准确读取数值扣4分 未记录不得分，缺一项扣2分
	遵医嘱调节报警范围	4	未设置报警范围或设置错误不得分
	整理床单位，协助病人取舒适体位，交代注意事项	4	一项未做到扣1分
	处置用物，洗手，记录	4	用物处置不符合要求扣2分 未洗手、未记录各扣1分
综合评价（10分）	关爱病人，体现以病人为中心的服务理念	2	未能体现关爱病人扣2分
	操作熟练、流畅，严格执行无菌技术操作	4	操作不熟练扣2分 违反无菌原则扣3分
	准确、有效沟通	2	未有效沟通扣2分
	应答切题、流畅	2	回答不出扣2分 回答不完整扣1分

参考文献

[1]　梁强,邵淑琦,段磊.颅内压监测研究进展[J].中国神经精神疾病杂志,2019,45(4).
[2]　周谊霞,田永明.急危重症护理学[M].北京:中国医药科技出版社,2016:148.
[3]　王欣然,孙红,李春燕,等.重症医学科护士规范操作指南[M].北京:中国医药科技出版社,2016:56-58.
[4]　王春英,房君,陈瑜,等.实用重症护理技术操作规范与图解[M].杭州:浙江大学出版社,2017:475-477.

（程立新　朱　瑞）

第二节　亚低温治疗护理技术

亚低温治疗又称冬眠疗法或人工冬眠疗法,具体方法为使用降温毯、肌松冬眠合剂和呼吸机辅助呼吸,利用对中枢神经系统具有抑制作用的镇静药物并配合物理降温,让病人快速进入睡眠状态,使病人的体温保持在 32～34 ℃,以此达到治疗的目的。低温的界定范围:轻度低温为 33～35 ℃;中度低温为 28～32 ℃;深度低温为 17～27 ℃;超深度低温为 16 ℃以下。

一、目的

1. 降低脑细胞的耗氧量,减轻脑水肿和降低颅内压。
2. 抑制内源性有害物质的释放,减少对脑组织的损害,促进脑细胞结构和功能的恢复。
3. 使中枢神经系统处于抑制状态,机体对外界及各种病理性刺激的反应减弱,实现对机体的保护作用。
4. 促进有氧代谢,提高血氧含量,改善心肺功能及机体的微循环。

二、核心操作步骤

1. 护士准备。
2. 环境准备。
3. 用物准备。
4. 病人评估:
(1) 评估病人病情、意识、瞳孔、生命体征、合作程度、需求。
(2) 评估病人有无禁忌证。
(3) 评估病人静脉通道情况、人工气道情况、有无颅内压监护及脑氧分压监护装置

1. 携用物至病人床旁,核对病人信息,解释操作目的,取得配合。
2. 取舒适体位,给予持续心电监护,正确设置报警参数。
3. 体温监测:正确放置体温传感器,正确留置测温导尿管,连接监护仪,动态观察体温变化。
4. 机械通气:人工气道连接呼吸机,遵医嘱合理调整呼吸机参数。
5. 冬眠剂应用:遵医嘱使用微量注射泵泵入适量的镇静、肌松、抗寒战药物。
6. 物理降温:根据具体情况使用半导体或制冷循环水式降温毯、颅脑降温仪、酒精擦浴等方式进行物理降温。
7. 观察、记录降温时间、肌松剂滴入速度及肌肉松弛程度。
8. 固定好观察颅内压、体温的传感器,翻身或做治疗时动作轻柔,随时检查固定情况,防止滑脱,以免影响监测效果。
9. 严密观察病人生命体征、血氧饱和度和呼吸机使用情况,及时处理呼吸机报警,发现异常及时通知医生并遵医嘱积极采取措施。
10. 预防并发症的护理:吸痰,防止发生肺炎;护理皮肤,防止发生局部冻伤及压疮。
11. 整理床单位,协助病人取舒适体位,交代注意事项

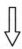

1. 处置用物。
2. 洗手,记录

三、注意事项

1. 严格掌握适应证和禁忌证。

2. 操作过程中注意观察病人的生命体征及血氧饱和度情况,发现异常及时通知医生并遵医嘱积极采取措施。

3. 颅内压降至正常范围,维持 4 h 可停止亚低温治疗,一个疗程不能超过一周。

4. 防止脑压、肛温的传感装置滑脱,影响监测效果。

5. 治疗过程中,防止局部皮肤冻伤、压力性损伤、水电解质紊乱等并发症的发生。

6. 终止亚低温治疗时,先停止降温措施,再缓慢复温。一般复温速度以 4 h 回升 2 ℃为宜,不可复温过快,防止复温休克。

7. 治疗期间最好持续心电监护。

8. 需鼻饲流质时,饮食温度以 30~32 ℃为宜或不能超过当时体温。

四、评分细则及标准

表 3.2 亚低温治疗护理技术操作评分细则及标准

项目	评分细则	分值	评分标准
操作前准备(20分)	护士准备:着装整洁,洗手,戴口罩、帽子	2	一项不符合要求扣0.5分
	环境准备:安静整洁,调节室温至18~22℃	2	未评估扣2分 一项不符合要求扣1分
	用物准备:吸氧装置、吸痰装置、血压计、听诊器、颅脑降温仪或降温毯、呼吸机、监护设备、冬眠抢救药物	8	少一用物扣1分
	病人评估: (1) 评估病人病情、意识、瞳孔、生命体征、合作程度、需求。 (2) 评估病人有无禁忌证。 (3) 评估病人静脉通道情况、人工气道情况、有无颅内压监护及脑氧分压监护装置	8	一项不符合要求扣2分
操作方法与程序(70分)	洗手	2	未洗手扣2分,洗手不规范扣1分
	携用物至病人床旁,正确核对病人信息,解释操作目的,取得配合	4	未核对病信息、未解释操作目的各扣2分 一项不符合要求扣1分
	取舒适体位,给予持续心电监护,正确设置报警参数	5	未取舒适体位扣1分 未正确连接导联扣2分 未正确设置报警扣2分
	体温监测:正确放置体温传感器,留置测温导尿管,连接监护仪,动态观察体温变化	5	未正确连接扣3分 未观察扣2分
	机械通气:人工气道连接呼吸机,遵医嘱合理调整呼吸机参数和报警参数	6	一项不符合要求扣2分
	冬眠合剂应用:遵医嘱使用微量注射泵泵入适量的镇静、肌松、抗寒战药物	8	未遵医嘱使用药物不得分
	物理降温:根据具体情况使用半导体或制冷循环水式降温毯、颅脑降温仪、酒精擦浴等方式进行物理降温	8	未正确使用仪器不得分
	观察、记录降温时间,肌松剂滴入速度及肌肉松弛程度	6	一项不符合要求扣2分

项目	评分细则	分值	评分标准
	固定好观察颅内压、体温的传感器,翻身或做治疗时动作轻柔,随时检查固定情况,防止滑脱,以免影响监测效果	6	一项不符合要求扣2分
	严密观察病人生命体征、血氧饱和度和呼吸机使用情况,及时处理呼吸机报警,发现异常及时通知医生并遵医嘱积极采取措施	5	未观察生命体征、血氧饱和度和呼吸机使用情况扣各扣1分 未正确处理报警扣2分
	观察有无局部冻伤及压力性损伤并发症的发生,按需吸痰,做好基础护理	6	未按需吸痰扣3分 未观察皮肤、未预防压疮扣3分
	整理床单位,协助病人取舒适体位,交代注意事项	5	未交代注意事项扣3分 一项不符合要求扣1分
	处置用物,洗手,记录	4	未正确处置用物扣2分 一项不符合要求扣1分
综合评价(10分)	关爱病人,体现以病人为中心的服务理念	2	未能体现关爱病人扣2分
	操作熟练,动作规范、轻柔	4	操作不熟练扣2分 违反操作原则扣2分
	达到治疗目的,无严重并发症发生	2	发生并发症不得分
	准确、有效沟通	2	未有效沟通扣2分

参 考 文 献

[1] 陈利芬,成守珍.专科护理常规[M].广州:广东科学技术出版社,2013.
[2] 张小文,王文冰.长期亚低温与短期亚低温治疗重型颅脑损伤效果对比[J].中国急救医学,2017(A2):171-172.

(秦玉荣 宋云凤)

第三节 脑电双频指数监测技术

脑电双频指数(Bispectral Index,BIS)监测是指测定脑电图线性成分(频率和功率),分析成分波之间的非线性关系(位相和谐波),把能代表不同镇静水平的各种脑电信号挑选出来,进行标准化和数字化处理,最后转化为一种简单的量化指标。

一、目的

1. 术中监测麻醉深度,指导合理用药。
2. 评估临床病人的镇静程度。
3. 评价脑损伤程度及预后。

二、核心操作步骤

1. 护士准备。
2. 环境准备。
3. 用物准备。
4. 病人评估:
(1) 评估病人病情、意识状态、镇静剂使用情况、有无酒精过敏史。
(2) 评估病人额部及颞部皮肤情况。
(3) 评估病人心理状态、合作程度、需求。
(4) 了解 BIS 的目的、方法、注意事项及操作要点

1. 核对病人信息,解释操作目的,取得配合。
2. 协助病人取舒适体位,暴露病人前额和颞部,以 75% 酒精擦拭前额及颞部皮肤,待干。
3. 将 BIS 监测模块置入监护仪,连接电缆,打开监护仪监测通道。
4. 正确粘贴传感器电极探头于病人前额与颞部(1 号电极片贴于额部约 5 cm 以上的鼻梁中心;4 号电极片贴于一侧眉毛上方,与眉平行;3 号电极片贴于一侧太阳穴,置于眼角和发际线交汇处,同时环形按压电极片周围;最后固定 2 号电极片,贴于 1 号和 4 号电极片之间),按压每个电极片 5 s,确保电极片与皮肤接触良好。
5. 将传感器接头与电缆线连接。
6. 传感器及阻抗自检后,根据监护仪上的提示信息,合理调整电极位置,读取 BIS 监测数值,合理调节报警范围,回到主界面。
7. 整理床单位,协助病人取舒适体位,交代注意事项

> 1. 处置用物。
> 2. 洗手,记录

三、注意事项

1. 测量前用酒精充分清洁额部及颞部皮肤,干燥后准确粘贴电极片。

2. 保持患者额部及颞部皮肤清洁、干燥,防止因出汗、油脂等因素影响电极片与皮肤紧密接触,监护仪提示电极片接触不良时,按紧电极片 5 s,再进行监测。

3. 测量过程中尽量避免影响 BIS 准确性的干扰因素,常见干扰因素有:肌肉活动、药物(肌松剂、阿片类药物)、电极片安放位置及各种电子设备的干扰等。

4. BIS 数值范围为 0~100,85~100 代表清醒状态,0 则代表完全无脑电活动状态。65~85 为镇静状态,40~65 为麻醉抑制状态,小于 40 则表示可能呈现爆发抑制。

5. 根据 BIS 监测数值并结合患者临床体征,综合判断患者病情,并做出相应处理。

四、评分细则及标准

表 3.3　脑电双频指数监测技术操作细则及评分标准

项目	评分细则	分值	评分标准
操作前准备(20分)	护士准备:着装整洁,洗手,戴口罩、帽子	2	一项不符合要求扣0.5分
	环境准备:安静整洁,光线充足,温湿度适宜。	2	未评估环境扣2分 其余一项不符合要求扣0.5分
	用物准备:监护仪、BIS模块、电缆及传感器、75%酒精、棉签、弯盘	7	少一用物扣1分
	病人评估: (1) 评估病人病情、意识状态、镇静剂使用情况、有无酒精过敏史。 (2) 评估病人额部及颞部皮肤情况。 (3) 评估病人心理状态、合作程度、需求	9	少一项扣1分
操作方法与程序(70分)	洗手	1	未洗手扣1分
	携用物至病人床旁,核对病人信息,解释操作目的,取得配合	4	未核对病人信息扣2分 未解释操作目的扣1分 未取得配合扣1分
	协助病人取合适体位,暴露病人前额及颞部皮肤,用75%酒精擦拭前额及颞部皮肤,待干	8	未协助患者取合适体位扣2分 未充分清洁皮肤扣3分 擦拭位置不当扣3分
	将BIS监测模块置入监护仪,连接电缆,打开监护仪监测通道	4	连接不正确扣2分 未设置监测通道扣2分

项目	评分细则	分值	评分标准
	1号电极片贴于额部约5 cm以上的鼻梁中心,4号电极片贴于一侧眉毛上方,与眉平行;3号电极片贴于一侧太阳穴,置于眼角和发际线交汇处,同时环形按压电极片周围,2号电极片贴于1号和4号电极片之间,保证电极片与皮肤充分贴合	9	传感器位置错1处扣2分 未环形按压扣1分 其余一项不符合要求扣1分
	按压每个电极片5 s,确保探头与皮肤接触良好	8	每个电极片未按压5 s扣2分
	将传感器接头与电缆连接	5	未正确连接扣5分
	传感器及阻抗自检,根据监护仪上提示信息合理调整电极片位置	8	未通过自检扣4分 未合理调整电极位置扣4分
	读取BIS监测值,合理调节报警范围,回到主界面	9	未监测出结果扣4分 未合理调节报警范围扣4分 未回到主界面扣1分
	整理床单位,协助病人取舒适体位,交代注意事项	6	未整理床单位扣2分 未协助取合适体位扣2分 未交代注意事项扣2分
	处置用物,洗手,将监测值汇报医生,记录	8	一项未做到扣2分
综合评价(10分)	关爱病人,体现以病人为中心的服务理念	2	未能体现关爱病人扣2分
	操作熟练、正确、流畅	4	操作不熟练扣2分 操作流程错误扣2分
	准确、有效沟通	2	未有效沟通扣2分
	应答切题、流畅	2	回答不出扣2分 回答不完整扣1分

参 考 文 献

[1] 胡凤艳,高明,李涛,等.脑电双频指数在临床麻醉中的应用现状[J].中国实验诊断学,2019(4).

[2] 吴伟,王沪旭,杨磊,等.脑电双频指数监测在重型颅脑损伤镇静中的临床应用[J].中国急救医学,2016(C2).

(秦玉荣　宋云凤)

第四章　消化系统护理技术

第一节　肠内营养泵操作护理技术

　　肠内营养输注泵是一种由电脑控制输液的装置,可通过鼻饲管输入水、营养液,可以精确地控制肠内营养的输注速度,保持营养液的相对无菌、食物渗透压的稳定、温度及速度的恒定。其可设置计划输入的液体量,并可显示输液速度、已输入的量等,可获得近期内输入液体记录;可减少肠内营养的胃肠道不良反应,提高病人对肠内营养的耐受性,亦有利于控制血糖。

一、目的

　　将营养液精确、均匀、持续地泵入鼻胃肠管、胃肠造瘘管内,以维持病人营养和达到治疗的目的。

二、核心操作步骤

1. 护士准备。
2. 环境准备。
3. 用物准备。
4. 病人评估:
(1) 评估病人病情、年龄、意识状态与合作程度。
(2) 评估病人胃肠道功能、营养情况。
(3) 评估病人有无禁忌证(麻痹性肠梗阻、上消化道出血、急性腹泻等)。
(4) 评估患者肠内营养管路种类及情况。
(5) 评估病人鼻胃肠管深度或胃肠造瘘管的位置

1. 遵医嘱准备营养液。
2. 核对病人信息,与病人进行良好沟通,取得配合。
3. 排气,将营养泵管正确放置于营养泵槽内。
4. 连接注射器于喂养管末端,抽吸内容物,观察其颜色、性状、量、气味等,注入少量温开水。
5. 开机,根据医嘱及病人病情设置输注总量和速度,试运行正常。
6. 再次核对,将营养泵管与喂养管相连接。
7. 启动开始键,观察病人反应及营养泵运行情况,遇报警及时处理。
8. 输注完毕,冲洗喂养管,关机

1. 处置用物。
2. 洗手,记录

三、注意事项

1. 肠内营养液应现配现用,配置时应严格执行无菌技术操作。冷藏营养液需在常温下放置 30 min 后使用,正确设置输注量及速度,并根据病人耐受程度逐日增加剂量、提高浓度与输注速度。

2. 营养液输注过程中,应定期观察管道固定与通畅情况,密切观察病人病情及营养液输入情况,每班用 30 mL 温开水冲管一次,保持喂养管通畅,经胃管泵入营养液者应注意监测胃残余量,遇报警及时处理,并做好相关记录。

3. 输入营养液前后,用 30 mL 温开水以脉冲式手法冲洗鼻胃肠管,保持管路通畅;泵管每 24 h 更换一次。

4. 输注营养液时,若病情允许应抬高床头 30°～45°,以防止误吸和反流。

5. 密切观察病人有无恶心呕吐、腹胀腹泻等肠道不耐受现象,避免反流误吸等并发症发生。

6. 定期检测病人肝肾功能、白蛋白及血糖、血脂,观察有无肠内营养代谢性并发症发生。

7. 肠内营养泵用后须及时充电,操作前后检查营养输注泵性能是否完好并处于备用状态。

四、评分细则及标准

表 4.1 肠内营养泵操作护理技术操作评分细则及标准

项目	评分细则	分值	评分标准
操作前准备（20分）	护士准备：着装整齐，洗手，戴口罩	3	一项不符合要求扣1分
	环境准备：安静整洁，适宜操作	3	一项不符合要求扣1分
	用物准备：肠内营养液、肠内营养泵、营养泵管、"肠内营养"标志、一次性50 mL注射器、温开水、治疗盘、碘伏、棉签、弯盘、治疗巾	6	缺一用物扣1分
	病人评估： (1) 评估病人病情、年龄、意识状态与合作程度。 (2) 评估病人胃肠道功能、营养情况。 (3) 评估病人有无禁忌证（麻痹性肠梗阻、上消化道出血、急性腹泻等）。 (4) 评估病人鼻胃肠管深度或胃肠造瘘管的位置	8	一项未评估扣2分
操作方法与程序（70分）	洗手	2	未洗手扣2分 洗手不规范扣1分
	核对医嘱，按照医嘱准备营养液，消毒营养液容器瓶口，连接专用营养泵管	6	一项未做到扣2分
	携物品至床旁，核对病人信息，解释操作目的，取得配合，协助病人取舒适卧位，病情允许时取半卧位	5	一项未做到扣2分
	铺治疗巾于颌下或枕边	2	一项不符合要求扣2分
	查看喂养管（鼻胃管或鼻肠管）刻度及口腔内有无盘曲，判断通畅度。打开末端管盖（胃肠造口应消毒端口），连接注射器，抽吸胃内容物，观察其颜色、性状、量、气味等；以脉冲式手法注入30 mL温开水	10	一项不符合要求扣2分
	排气，将肠内营养管正确放置于营养泵槽内，在喂养管末端约10 cm处安放加热器（需要加热时）	6	一项不符合要求扣2分
	将营养泵连接电源，打开开关，根据医嘱及病人病情设置输注总量和速度，试运行正常	8	未核对相关信息扣2分 连接有误扣2分 设置的总量或速度不正确各扣2分

项目	评分细则	分值	评分标准
	专用泵管与喂养管相连接,按营养泵启动键启动营养泵,悬挂"肠内营养"标志	4	未按启动键扣2分 未悬挂标志扣2分
	再次核对病人信息,交代注意事项,输注过程中及时处理报警,观察病人反应及营养泵运行情况	10	未核对相关信息扣2分 未交代注意事项扣2分 未及时处理报警扣2分 未观察病人反应及营养泵运行情况扣4分
	营养液输注完毕后,解释操作目的,进行沟通,按停止键,冲洗喂养管	4	一项未做扣2分
	妥善固定	2	未妥善固定不得分
	关机,打开泵门,取下营养泵管,切断电源	3	一项不符合要求扣1分
	协助病人取舒适卧位,交代注意事项,整理床单位	4	一项不符合要求扣2分
	整理用物,洗手,记录	4	一项未做扣2分
综合评价(10分)	关爱病人,体现以病人为中心的服务理念	2	未能体现关爱病人扣2分
	操作熟练、流畅,严格执行无菌技术操作	4	操作不熟练扣2分 违反无菌原则扣2分
	准确、有效沟通	2	未有效沟通扣2分
	应答切题、流畅	2	回答不出扣2分 回答不完整扣1分

参 考 文 献

[1] 彭南海,黄迎春.肠外与肠内营养护理学[M].南京:东南大学出版社,2016.
[2] 李楠.肠内营养护理手册[M].北京:化学工业出版社,2018.

(方秀花 朱 瑞)

第二节 床边盲插鼻肠管技术

鼻肠管是指经鼻到小肠的喂养管道,盲插鼻肠管技术就是通过盲插的方法将鼻肠管直接置入十二指肠或空肠,以达到供给机体营养的一种技术。

一、目的

1. 通过肠道吸收营养液,提供人体各种必需的营养。
2. 为经胃营养不耐受或有反流和误吸高风险的病人提供营养支持。

二、核心操作步骤

1. 护士准备。
2. 环境准备。
3. 用物准备。
4. 病人评估:
(1) 评估病人病情、意识状态、生命体征、置管的必要性及可行性(误吸风险、胃动力)。
(2) 评估病人禁食是否超过 6 h。
(3) 评估病人心理状态、合作程度、需求

1. 对于昏迷病人,要由双人核对病人身份信息。
2. 将引导钢丝完全插入管道,使钢丝末端连接柄与鼻肠管连接头固定,使鼻肠管螺旋展开。
3. 病人取半卧位,测定需要插入的管道长度,即测定胸骨剑突至鼻尖再到耳垂的距离,成人 45~55 cm,在此处做一记号,然后再在该记号外 25 cm(幽门)和 50 cm(空肠)处各做一记号。
4. 管道前端用无菌生理盐水湿润后,将鼻肠管沿鼻腔壁缓缓插入。当管道进入喉部时,将病人的头向前弯曲,同时轻轻推进管道(避免强行插入以防误插入气管),继续插管至第 1 个记号处即胃内;采用听诊法或抽取液体测 pH 值法确定管道尖端的位置。
5. 用注射器向胃内注气,注气量为 10 mL/kg(病人体重),不超过 500 mL,手持鼻腔外管道约10 cm 处,随病人呼吸缓慢送管,遇阻力或管道弯曲即停,并回撤 1 cm 再继续向前送管;每前进 2 cm 向管道内注入 5~10 mL 空气,送管至第 2 处记号时,停止注气,用注射器回抽可见金黄色十二指肠液,继续缓慢送管至第 3 记号处,注入 20 mL 生理盐水,用胶布固定于鼻翼。
6. 行腹部平片验证管道尖端部位

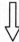

```
1. 处置用物。
2. 洗手,记录
```

三、注意事项

1. 置管前评估病人留置鼻肠管的必要性与可行性,不可盲目置管。

2. 鼻肠管缓慢插入至胃内推送至第 1 标记处,勿过深,防止管端折返。

3. 给予病人右侧卧位(45°),使胃管靠重力下垂,利于置管成功。

4. 胃内注气(10 mL/kg),使胃充盈,幽门打开,气体上浮便于进一步调整导管位置,注气量因人而异,最多不超过 500 mL。

5. 置管过程中密切监测病人生命体征,如病人出现不适或生命体征不稳定,不可强行置管。

6. 为防止鼻肠管堵管,经鼻肠管喂药时,应充分碾碎药物,使其溶解充分,给药前后用 30 mL 温开水脉冲式冲管。鼻饲过程中,应至少每 8 h 用 20~30 mL 温开水脉冲式冲管一次。

7. 一旦发生堵管,可用碳酸氢钠溶液或可乐注入管腔对管腔内凝固物质或纤维进行溶解;还可采用如下方法——一冲:用 20 mL 温开水冲管;二抽:用空针管尽量将管路中的残留物抽吸出来;三推:可将碳酸氢钠溶液或可乐推注至管路中;四等:等 30~60 min;五重复:若不通再继续重复以上步骤。

四、评分细则及标准

表 4.2　床边盲插鼻肠管技术操作评分细则及标准

项目	评分细则	分值	评分标准
操作前准备(20分)	护士准备:着装整洁,洗手,戴口罩、帽子	3	一项不符合要求扣 1 分
	环境准备:安静整洁,光线充足	2	未评估环境扣 2 分 其余一项不符合要求扣 1 分
	用物准备:螺旋形鼻肠管、手电筒、生理盐水、治疗碗、听诊器、50 mL 注射器、20 mL 注射器、治疗巾、手套、pH 试纸、3M 胶布、弯盘	6	少一用物扣 0.5 分
	病人评估: (1) 评估病人病情、意识状态、生命体征,置管的必要性及可行性(误吸风险、胃动力)。 (2) 评估病人禁食是否超过 6 h。 (3) 评估病人心理状态、合作程度、需求	9	未评估置管的必要性及可行性扣 3 分 未评估是否禁食扣 3 分 其余一项不符合要求扣 0.5 分

危重症护理技术操作规范

项目	评分细则	分值	评分标准
操作方法与程序（70分）	洗手	1	未洗手扣1分 洗手不规范扣0.5分
	携用物至病人床旁，核对病人信息，解释操作目的，取得配合	4	未核对病人信息、未解释操作目的各扣2分 核对、解释不符合要求各扣1分
	准备鼻肠管： (1) 将引导钢丝完全插入管道，使钢丝末端连接柄与鼻肠管连接头固定，使鼻肠管螺旋展开。 (2) 用生理盐水浸泡鼻肠管，使管道润滑	6	未插入导丝扣3分 未润滑导管扣3分
	测定需要插入的管道长度，即测定胸骨剑突至鼻尖再到耳垂的距离，成人约45～55 cm，在此处做一记号，然后再在该记号外25 cm（幽门）和50 cm（空肠）处各做一记号	9	未正确测量长度扣4分 未做第1个记号扣2分 未做第2个记号扣2分 未做第3个记号扣1分
	留置管路至胃内： (1) 病人取平卧位或半卧位，戴手套，将鼻肠管沿鼻腔壁缓缓插入。当管道进入喉部时，将病人的头向前弯曲，同时轻轻推进管道（避免强行插入以防误插入气管），继续插管至第1个记号处即胃内。 (2) 由双人采用听诊法，或抽取液体测 pH 值法确定管道头端的位置	10	未取合适体位扣2分 未戴手套扣2分 插入气道扣3分 未确认管道位置扣2分 未双人确认扣1分
	留置管路至十二指肠： (1) 病人取右侧卧位。 (2) 以 50 mL 注射器向胃内注气，注气量为 10 mL/kg，最多不超过 500 mL，使胃充盈，幽门打开。 (3) 手持鼻腔外管道约 10 cm 处，随病人呼吸继续缓缓送管，遇阻力或管道弯曲即停，并回撤 1 cm 再继续向前送管；每前进 2 cm 向管道内注入 5～10 mL 空气，送管至第2个记号处时，停止注气，用注射器回抽可见金黄色十二指肠液	17	未取合适体位扣3分 未注气扣5分 注气过多扣5分 未正确送管扣2分 未回抽扣2分

项目	评分细则	分值	评分标准
	留置管路至空肠： (1) 继续缓慢送管至第3个记号处，注入20 mL生理盐水，用胶布固定于鼻翼。 (2) 24 h内行腹部平片验证管道尖端部位后，缓慢拔出导丝	15	未成功送管至空肠扣5分 未注水扣2分 未固定扣2分 未验证扣5分 未拔出导丝扣1分
	整理床单位，协助病人取舒适体位，交代注意事项	4	未整理床单位扣1分 病人卧位不舒适扣1分 未交代注意事项扣2分
	处置用物，洗手，记录	4	用物处置不符合要求扣2分 未洗手、未记录各扣1分
综合评价（10分）	关爱病人，体现以病人为中心的服务理念	2	未能体现关爱病人扣2分
	操作熟练、流畅，严格执行无菌技术操作	4	操作不熟练扣2分 违反无菌原则扣2分
	准确、有效沟通	2	未有效沟通扣2分
	应答切题、流畅	2	回答不出不得分 回答不完整扣1分

参 考 文 献

[1] CLAVE S A,TAYLOR B E,MARTINDALE R G,et al. Guidelines for the provision and assessment of nutrition support therapy in the adult critically ill patient：society of critical care medicine（SCCM）and American society for parenteral and enteral nutrition（ASPEN）[J]. Journal of Parenteral and Enteral Nutrition,2016,40(2)：159-211.

[2] 刘芳,杨莘.神经内科重症护理手册[M].北京：人民卫生出版社,2017.

（付 红 朱 瑞）

第三节　洗 胃 技 术

洗胃是将胃管插入病人胃内，反复注入和吸出一定量的溶液，以冲洗并排除胃内容物，减轻或避免吸收有毒物质而中毒或清洁胃腔的胃灌洗方法。

一、目的

1. 清除胃内未被吸收的毒物。
2. 减轻胃黏膜水肿,清除幽门梗阻病人的胃内潴留物。
3. 为某些手术或检查做准备。

二、核心操作步骤

1. 护士准备。
2. 环境准备。
3. 用物准备。
4. 病人评估:
(1) 评估病人病情、意识、瞳孔、生命体征。
(2) 评估病人的中毒情况。
(3) 评估病人有无禁忌证。
(4) 评估病人的合作程度及心理状态、有无活动的义齿。
(5) 根据病情和有毒物质选择洗胃方法和洗胃液

1. 备齐用物携至床前,核对病人信息,解释操作目的,取得配合。
2. 接通电源,正确连接进液管、出液管及接胃管三种管道,开机试运转,排除管道内空气。
3. 协助病人取舒适卧位:中毒轻者取坐位或半坐位,中毒较重者取左侧卧位,昏迷者取去枕平卧位,头转向一侧,将橡胶单、治疗巾围在颌下,置弯盘于口角,取石蜡油,备胶布,口腔内置开口器。
4. 戴手套,测量插入胃管长度(成人为 45~55 cm),润滑胃管前端,插胃管,当胃管插至 10~15 cm 时,嘱病人做吞咽动作;昏迷病人插管:先将病人头向后仰,当胃管插入 10~15 cm 时,将病人头部托起,使下颌靠近胸骨柄,以利胃管插入。
5. 证实胃管在胃内:① 抽吸有胃液;② 注入空气听气过水声;③ 胃管末端置于水中没有气泡出现。
6. 固定胃管,接洗胃机,启动开关自动洗胃,遵循"先出后入"的原则,先抽出胃内容物。
7. 洗胃过程中密切观察,动态评估生命体征,如有异常及时处理。

8. 反复灌洗,每次进液量为 400～450 mL,直至洗出液无色、无味、澄清为止。

9. 洗胃完毕遵医嘱反折胃管拔出,助病人漱口、洗脸,必要时更衣,整理床单位

1. 处置用物。
2. 洗手,记录

三、注意事项

1. 检查机器各管道衔接是否正确、牢固,运转是否正常。严禁无液体时开机操作,以免损坏水泵。

2. 评估病人的病情、中毒情况。根据病情选择洗胃方法、洗胃液及备齐抢救用物。

3. 中毒原因不明时,洗胃液可用温水或等渗盐水,待毒物性质明确后再采用拮抗剂洗胃。

4. 吞服强酸或强碱等腐蚀性物质后,禁忌洗胃以免造成穿孔。可按医嘱迅速给予药物或物理性对抗剂,如牛奶、豆浆、蛋清(鸡蛋清调水至 200 mL)、米汤等。

5. 禁忌证:消化道溃疡、食道梗阻、食道静脉曲张、胃癌等。对于昏迷病人洗胃宜谨慎,对于惊厥病人应止惊后再洗胃。

6. 插管时,动作要轻快,切勿损伤食道黏膜或误入气管,遇病人呛咳时应立即拔管,休息片刻后再插。

7. 每次灌入量以 300～500 mL 为宜。应准确记录灌入量和洗出量,保持进出平衡。

8. 洗胃过程中,应密切观察病人病情,保持呼吸道通畅。如病人感觉疼痛,且流出血性液体或出现虚脱现象,应立即停止,并报告医生进行处理。

9. 幽门梗阻病人洗胃宜在饭后 4～6 h 或空腹时进行。洗胃后须记录胃内潴留量,以便于了解梗阻情况。胃内潴留量＝洗出量－灌洗量。

10. 对于疑为食物中毒病人应另备一容器,收集第一次洗胃液,送检,以明确诊断和治疗,并提供司法依据。

11. 服毒后 6 h 内进行洗胃,但实际工作中不受此时间限制,对服毒量大或所服毒物吸收后经胃排出,超过 6 h 仍应洗胃,对于洗胃不彻底者应重新洗胃。

12. 应及时清洗、消毒管道,备用。

四、评分细则及标准

表 4.3　洗胃技术操作评分细则及标准

项目	评分细则	分值	评分标准
操作前准备（20分）	护士准备：着装整洁、洗手，戴口罩、帽子	5	一项不符合要求扣2分 未洗手扣3分
	环境准备：安全、整洁，使用隔帘，温湿度适宜	2	未评估环境不得分，缺一项扣1分
	物品准备：全自动洗胃机、洗胃液（根据病情及医嘱配制洗胃溶液 10000～20000 mL，25～38 ℃）、桶（2只）、弯盘、橡胶单、治疗巾、治疗盘（内置水温计、量杯、胃管、压舌板、牙垫、50 mL 注射器、听诊器、手电筒、石蜡油、手套、纱布、胶布、棉签、标本容器，必要时备拉舌钳、开口器、监护仪等）	8	少一用物扣1分
	病人评估： 了解病人病情，评估病人年龄、意识、生命体征、合作程度、心理状况；对于中毒病人应了解毒物名称、剂量、中毒时间、口鼻腔黏膜情况、是否患有食道静脉曲张等禁忌证。有活动义齿应取下	5	未评估不得分 一项未评估扣1分
操作方法与程序（70分）	备齐用物携至床前，核对病人信息、解释操作目的，取得配合	5	未核对病人信息、未解释操作目的不得分 核对、解释不正确各扣2分
	接通电源，正确连接进液管、出液管及接胃管，开机试运转，检查机器性能，排除管道内空气	5	管道连接错误扣3分 未开机试运转扣2分
	协助病人取舒适卧位：中毒轻者取坐位或半坐位，中毒较重者取左侧卧位，昏迷者取去枕平卧位，头转向一侧，将橡胶单、治疗巾围在颌下，置弯盘于口角，取石蜡油，备胶布，口腔置开口器	6	未取合适体位扣2分 其余一项不符合要求扣1分
	戴手套，测量实际应插入胃内长度（成人为 45～55 cm），润滑胃管前端，插胃管，当胃管插至 10～15 cm（咽喉部）时，嘱病人做吞咽动作；昏迷病人插管：先将病人头向后仰，当胃管插入 10～15 cm 时，将病人头部托起，使下颌靠近胸骨柄，以利胃管插入	15	未戴手套扣2分 未测量胃管长度扣2分 未润滑胃管扣2分 未嘱病人做吞咽动作扣2分 插胃管方法不对扣7分
	证实胃管在胃内：① 抽吸有胃液；② 注入空气听气过水声；③ 胃管末端置于水中是否有气泡出现	5	未证实胃管在胃内扣5分

项目	评分细则	分值	评分标准
	固定胃管,将其与洗胃机紧密连接,启动开关自动洗胃,遵循"先出后入"的原则,先抽出胃内容物	6	一项不符合要求扣2分
	洗胃过程中密切观察,动态评估生命体征,发现异常及时处理	6	未密切观察病情或未及时处理扣6分
	反复灌洗,每次进液量为400~450 mL,直至洗出液无色、无味、澄清为止	6	清洗不彻底扣6分
	洗胃完毕遵医嘱反折胃管拔出	3	拔管手法不正确扣3分
	助病人漱口、洗脸,必要时更衣	2	一项未做扣1分
	整理床单位,洗手,记录病情、洗胃时间、洗胃液种类、洗胃液量及洗出液性质	6	未整理床单位扣2分 记录缺一项扣1分
	清洗并消毒洗胃机及管道,整理、补充用物	5	洗胃机处理不当扣3分 未整理补充用物扣2分
效果评价（10分）	关爱病人,体现以病人为中心的服务理念	2	未能体现关爱病人扣3分
	操作熟练、流畅,动作规范,无菌观念强	4	操作不熟练扣2分 动作不规范扣2分
	准确、有效沟通	2	未有效沟通扣2分
	应答切题、流畅	2	回答不出扣2分 回答不完整扣1分

参 考 文 献

[1] 徐雯,谢芬高,王青丽.超声监测下定位定量洗胃方法的应用价值[J].中国医疗设备,2016,31(4):114-115.

[2] 彭蔚,王利群.急危重症护理学[M].武汉:华中科技大学出版社,2017.

（秦寒枝　朱　瑞）

第四节　腹腔压力监测技术

腹腔压力（Intra-Abdominal Pressure,IAP）简称腹内压,是指腹腔内的稳态压力。有间接测量法和直接测量法两种测定方法。直接测量法为有创操作,临床少用。间接测量法是通过测量腹腔内脏器的压力来反映腹腔压力的方法,其中通过 Foley 导尿管进行的膀胱压测定就能间接反映腹内压的大小,膀胱压监测是一种简单而实用的定量监测腹腔内压力的可靠方法，IAP 是临床诊断和治疗疾病重要的生理学参数之一。

一、目的

1. 监测腹腔内压力变化。
2. 辅助诊断和治疗腹腔间室综合征，评价治疗效果。

二、核心操作步骤

1. 护士准备。
2. 环境准备。
3. 用物准备。
4. 病人评估：
(1) 评估病人病情（有无腹部手术史、腹部疾病）、意识程度，排空膀胱。
(2) 确认尿管位置，评估通畅程度。
(3) 评估病人心理状态、合作程度、需求

1. 核对病人信息，解释操作目的，取得配合。
2. 将压力导线与压力监测模块正确连接。
3. 严格执行无菌技术操作，正确连接压力监测套装与监测导管。接输液器、三通、延长管、针头，并排气。将三通与一次性压力传感器连接，备用。
4. 给予病人平卧位，屈膝仰卧，放松腹肌，去除棉被压迫（烦躁病人给予适当镇静）。
5. 排空膀胱，夹闭尿管。
6. 戴手套，铺无菌巾，消毒尿管端口，将针头刺入尿管与尿袋连接处并固定。抽吸 25 mL 生理盐水，缓慢注入膀胱内。
7. 将三通病人端关闭，使传感器与大气相通，以腋中线为零平面，监护仪校零（监护仪屏幕显示波形呈一条直线，同时显示测量值为"0"）。
8. 调整三通，使传感器与病人尿管端相通，观察监护仪显示数值，读取数值。
9. 监测结束时，关闭监护通道，打开尿管引流尿液。
10. 整理床单位，取舒适体位，交代注意事项

> 1. 处置用物。
> 2. 洗手,记录

三、注意事项

1. 监测时,病人取仰卧位,排空膀胱,腹肌放松。

2. 测量时,以腋中线为零平面,膀胱注水 1 min 后,在病人每次呼气末读取压力值,以 mmHg 为单位。

3. 严格消毒各连接导管,遵守无菌原则,防止尿路逆行性感染。

4. 如机械通气或使用 PEEP 的病人,需脱离呼吸机片刻或暂停使用 PEEP。

5. 如病人存在小膀胱、神经源性膀胱、膀胱创伤、腹腔粘连、排尿异常和张力性盆腔血肿等,建议采用其他 IAP 测定方法。

6. 监测过程中应密切观察病人的生命体征等病情变化。

四、评分细则及标准

表 4.4 腹腔压力监测技术操作细则及评分标准

项目	评分细则	分值	评分标准
操作前准备(20分)	护士准备:着装整洁,洗手,戴口罩、帽子	3	一项不符合要求扣 1 分
	环境准备:安静整洁,光线充足,以屏风遮挡	2	未评估环境扣 1 分 未遮挡扣 1 分
	用物准备:监护仪、压力监测模块、压力导线、一次性压力传感器、无菌生理盐水(100 mL)、延长管、三通、12# 注射针头、30 mL 注射器、洞巾、手套、碘伏、棉签、胶布、弯盘	7	少一用物扣 0.5 分
	病人评估: (1) 评估病人病情(有无腹部手术史、腹部疾病)、意识程度,排空膀胱。 (2) 确认尿管位置,评估通畅程度。 (3) 评估病人心理状态、合作程度、需求	8	未评估病情扣 2 分 未评估尿管是否通畅扣 4 分 未评估合作程度扣 2 分

项目	评分细则	分值	评分标准
操作方法与程序（70分）	洗手	1	未洗手不得分
	携用物至病人床旁，核对病人信息，解释操作目的，取得配合	5	未核对病人信息扣2分 未解释操作目的或解释不当扣3分
	将压力监测模块置入监护仪，连接压力导线，打开一次性压力传感器，设置压力监测通道	6	连接不正确扣3分 未设压力监测通道扣3分
	接输液器、三通、延长管、针头并排气；将三通与一次性压力传感器连接，暂关闭备用	9	连接不符合要求扣5分 其余一项不符合要求扣2分
	病人取平仰卧位，排空膀胱，夹闭尿管。铺无菌巾，消毒尿管端口，将针头刺入尿管接尿袋处，并固定。抽吸25 mL生理盐水缓慢注入膀胱内	16	未取合适体位扣4分 未夹闭尿管扣2分 未消毒扣2分 针头连接有误扣4分 生理盐水注入有误扣4分
	归零：先将三通病人端关闭，使传感器与大气相通，以腋中线髂骨顶峰为零平面，监护仪调整校零	10	归零不成功不得分
	调节三通，使传感器与大气隔绝，与尿管相通；观察监护仪上显示值；正确读取UBP数值	12	未正确使用三通扣5分 未正确读取数值扣7分
	结束监测，拔出大针头，打开尿管。整理床单位，协助病人取舒适体位，交代注意事项	6	未正确拔针扣2分 未整理床单位及协助病人取舒适体位扣2分 未交代注意事项扣2分
	处置用物，洗手，记录	5	用物处置不符要求扣3分 未洗手、未记录各扣1分
综合评价（10分）	关爱病人，体现以病人为中心的服务理念	2	未能体现关爱病人扣2分
	操作熟练、流畅，严格执行无菌技术操作	4	操作不熟练扣2分 违反无菌原则扣2分
	准确、有效沟通	2	未有效沟通扣2分
	应答切题、流畅	2	回答不出不得分 回答不完整扣1分

参 考 文 献

[1] 李明岳,余小舫,刘嘉林.膀胱压与腹内压相关性的临床研究[J].现代临床医学生物工程杂志,2003(6).

(秦寒枝　宋云凤)

第五章 基础护理监测技术

第一节 压力性损伤护理技术

压力性损伤是指位于骨隆突处、医疗或其他器械下的皮肤或潜在皮下软组织的局部损伤,可表现为完整皮肤或开放性溃疡,可能会伴疼痛感。损伤是由于强烈或长期存在的压力或压力联合剪切力导致的。软组织对压力和剪切力的耐受性可能会受到微环境、营养、灌注、基础疾病以及软组织自身状态的影响。

一、目的

1. 维持皮肤完整,避免损伤级别增加及伤口恶化。
2. 预防感染,促进伤口愈合。
3. 评估伤口进展情况,针对进展选择措施,评估伤口预后。

二、核心操作步骤

1. 护士准备。
2. 环境准备。
3. 用物准备。
4. 病人评估:
(1) 评估病人的病情及合作程度:包括意识状态及自理能力,对清醒病人解释操作目的、操作方法及配合要点,取得配合。
(2) 评估病人受压部位皮肤状况;出现压力性损伤的病人,评估损伤的分期、部位、面积等。
(3) 评估病人压力性损伤的危险因素(根据压力性损伤评分量表)

1. 核对病人信息,解释操作目的,取得配合。
2. 根据伤口部位,取合适体位。
3. 去除外层伤口敷料:遮挡病人,充分暴露压疮部位。铺治疗巾,弯盘置于治疗巾上,位于伤口边缘。戴清洁手套,一只手固定皮肤,另一只手由胶布两侧向伤口方向轻轻撕下胶布,抓住敷料最外层,将其去除,置于弯盘,脱下手套。
4. 去除内层伤口敷料:戴上无菌手套,用无菌镊取下内层敷料,若粘连,可用生理盐水润湿后移除,内面向上,置于弯盘中。观察取下的敷料,观察渗液情况,评估伤口情况。
5. 清洁伤口:换一把无菌镊子,夹生理盐水棉球,由内向外环形旋转清洗伤口,至直径大于伤口 5 cm 处(棉球由内向外擦拭一次即丢弃,切勿来回擦拭,以免污染伤口),严格执行无菌技术操作。对于感染伤口将根据细菌培养结果,选用杀菌清洗液,由外向内擦洗。用无菌纱布吸干伤口表面的生理盐水。
6. 选择敷料:根据伤口情况,选择合适敷料。外层敷料覆盖范围须大于伤口边缘 5 cm,防止伤口受到污染。
7. 固定:用胶布妥善固定伤口外敷料。粘贴胶布的方向与肌肉走向呈垂直,稳固性较好。
8. 协助病人取舒适体位、避免局部受压,整理床单位,交代注意事项

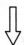

1. 处置用物。
2. 洗手,记录

三、注意事项

1. 严格按无菌技术操作规程进行伤口换药。

2. 变换体位是预防压力性损伤的最有效措施,使用各种器具和敷料都不能替代翻身。

3. 定时翻身,每隔 2～3 h 翻身一次;建立翻身卡,标明病人卧位及翻身时间、皮肤的完整性;翻身时切勿拖拉硬拽。

4. 病情危重暂不宜翻身者:每 1～2 h 用约 10 cm 厚的软枕垫于肩胛、腰骶、足跟部。

5. 在病情及治疗允许的情况下,半坐卧位不要超过 30°角,时间不超过 30 min,尽量减小剪切力。

6. 轮流使用充气床垫、水床、海绵垫、胶枕、软枕等水胶体、泡沫敷料保护骨隆突及支撑区。

7. 改善机体营养状况。

8. 保持床单清洁、平整、无皱褶、无渣屑。

四、评分细则及标准

表 5.1　压力性损伤护理技术操作细则及评分标准

项目	考核细则	分值	评分标准
操作前准备（20分）	护士准备：衣着整洁，洗手，戴口罩、帽子	4	一项不符合要求扣1分
	环境准备：安静整洁，光线、温度适宜，保护病人隐私	2	环境未评估扣2分 评估不符合要求扣1分
	用物准备：换药包、治疗碗（盛生理盐水）、镊子、血管钳、治疗巾、无菌剪刀、尺子、合适的敷料（根据压疮分期备用）、无菌手套、清洁手套、弯盘	5	少一用物扣0.5分
	病人评估： ① 评估病人病情、意识、营养状况、心理状况及合作程度、肢体活动能力。 ② 评估病人压疮部位分期面积及局部伤口渗液情况、颜色、气味。 ③ 评估病人基础疾病血糖用药史	9	一项未评估扣3分 评估不全扣1分
操作方法与程序（70分）	洗手	1	未洗手扣1分 洗手不规范扣0.5分
	携用物至病床旁，核对病人信息，解释操作目的，取得配合	3	一项未做到扣1分
	根据伤口部位，取合适体位	2	体位不当扣2分
	去除外层伤口敷料：遮挡病人，充分暴露压疮部位。铺治疗巾，弯盘置于治疗巾上，位于伤口边缘。戴清洁手套，一只手固定皮肤，另一手只由胶布两侧向伤口方向轻轻撕下胶布，抓住敷料最外层，将其去除，置于弯盘，脱下手套	18	未遮挡扣3分 未暴露伤口扣3分 其他一项未做扣2分
	去除内层伤口敷料：戴上无菌手套，用无菌镊取下内层敷料，若粘连，可用生理盐水润湿后移除。将其内面向上，置于弯盘中。观察取下的敷料，观察渗液情况，评估伤口情况	14	未观察取下敷料情况扣4分 未观察伤口情况扣4分 其他一项未做扣2分

项目	评分细则	分值	评分标准
	清洁伤口:换一把无菌镊子,夹生理盐水棉球,由内向外环形旋转清洗伤口,至直径大于伤口5 cm处(棉球由内向外擦拭一次即丢弃,切勿来回擦拭,以免污染伤口),严格执行无菌操作。对感染伤口将根据细菌培养结果,选用杀菌清洗液由外向内擦洗。用无菌纱布吸干伤口表面的生理盐水	10	清洗方法不正确扣4分 未更换镊子扣2分 未遵守无菌原则扣2分 未用纱布吸干伤口表面扣2分
	选择敷料:根据伤口情况,选择合适敷料。外层敷料覆盖范围须大于伤口边缘5 cm,防止伤口受到污染	7	敷料选择不正确扣4分 外层敷料覆盖范围小于伤口边缘5 cm扣3分
	固定:用胶布妥善固定伤口外敷料。粘贴胶布的方向与肌肉走向呈垂直,稳固性较好	3	固定方法不正确扣3分
	协助病人取舒适体位,避免局部受压,整理床单位,交代注意事项	6	一项不符合要求扣2分
	处置用物,洗手,记录	6	一项未做扣2分
综合评价(10分)	关爱病人,体现以病人为中心的服务理念	2	未能体现关爱病人扣2分 一项未做到扣2分
	流程流畅,操作熟练,动作规范,无菌观念强	4	操作不熟练扣2分 动作不规范扣2分
	准确、有效沟通	2	未有效沟通扣2分
	应答切题、流畅	2	回答不出扣2分 回答不完整扣1分

参 考 文 献

[1] 吴玲,陆巍,傅巧美,等.压力性损伤链式管理临床实践[J].中国护理管理,2018,12(1):22-25.

[2] 刘恬,陈哲颖,吴晓蓉.受压界面皮肤温度变化与压力性损伤关系的研究进展[J].护理学杂志,2019,34(1):99-102.

[3] 赵琦,徐雲,蒋红,等.医疗器械相关压力性损伤预防和管理的最佳证据总结[J].护理学杂志,2019,34(3):8-11.

(高学兰　宋云凤)

第二节　PICC 置管维护操作技术

经外周静脉置入中心静脉导管(Peripherally Inserted Central Catheter,PICC)是指

经上肢的贵要静脉、肘正中静脉、肱静脉、头静脉、颈外静脉(新生儿还可以通过下肢的大隐静脉、头部颞及耳后静脉等)穿刺置管,导管尖端位于上腔静脉或下腔静脉的中心静脉导管。

一、目的

1. 保持导管通畅,预防堵管。
2. 保护穿刺点,避免污染,预防感染。
3. 有效固定,防止脱管。

二、核心操作步骤

1. 护士准备。
2. 环境准备。
3. 用物准备。
4. 病人评估:
(1) 评估病人的病情、治疗情况、合作程度。
(2) 评估病人导管外露长度,测量臂围。
(3) 评估穿刺点有无触痛、红肿、渗血、渗液、肉芽肿、湿疹等。
(4) 评估敷贴有无卷边、松动、潮湿、污染、脱落,是否到期。
(5) 查看 PICC 护理手册记录和留置导管的有效期

1. 核对病人信息,解释操作目的,取得配合。
2. 病人取舒适体位,暴露穿刺部位,铺治疗巾于穿刺肢体下,测量上臂围,并记录。
3. 观察穿刺点局部有无红肿、渗血、渗液等,询问病人有无痛感。
4. 去除贴膜(从下而上,避免牵拉导管),再次观察穿刺点及导管外露部分的长度。
5. 消毒手,戴无菌手套,垫无菌治疗巾。
6. 消毒穿刺点周围皮肤:用 75% 酒精棉棒环形消毒穿刺点 1 cm 以外皮肤,范围:15 cm×15 cm,连续消毒 3 次,方向为顺时针→逆时针→顺时针,待干 2 min。
7. 消毒穿刺点:用碘伏棉棒由穿刺部位向外环形消毒皮肤 2 次,方向同上。用第三根碘伏棉棒消毒导管及固定翼上下两面(由内到外),待干。
8. 将体外导管呈 U 形摆放于手臂外侧。

9. 用第一根胶带固定连接器,以穿刺点为中心,无张力覆盖透明贴膜。

10. 取下无针接头,用 75% 酒精棉片擦拭消毒连接器 15 s(横断面及螺口均要消毒),预冲新无针接头,并连接。

11. 冲洗导管:抽回血,以脉冲方式冲管,正压封管。

12. 用第二根胶带呈蝶形交叉固定连接器,用第三根胶带覆盖透明贴膜与第二根胶带连缝处。

13. 注明更换敷料日期和时间、导管外露长度、操作者姓名。

14. 脱手套,洗手。

15. 整理床单位,协助病人取舒适体位,交代注意事项

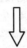

1. 处置用物。
2. 洗手,记录

三、注意事项

1. 严格执行查对制度和无菌原则,防止血管导管相关性血流感染。

2. 输液接头每周更换一次,如经 PICC 输血或肠外营养液,需 24 h 更换一次。

3. PICC 置管后 24 h 内更换敷料,无菌透明敷料应至少每周更换一次,对于纱布敷料的敷贴或纱布敷料与透明敷料一起使用的敷贴,更换间隔时间不应超过 48 h。敷料如有潮湿、卷曲、破损等应及时更换。

4. 禁止使用小于 10 mL 的注射器给药及冲封管,使用脉冲方式冲管。

5. 输入化疗药、氨基酸、脂肪乳等高渗、强刺激药物或输血前后,应及时冲管,连续输液者宜每 12 h 冲管一次。

6. 常规 PICC 导管不能用于高压注射泵推注造影剂。

7. 应每日观察穿刺点及周围皮肤的完整性。

8. 合理摆放导管的外露部分,避免出现折角。

9. 禁止将导管体外部分人为移入体内。

10. 勿将胶带直接固定于导管体上,以免损伤导管。

四、评分细则及标准

表 5.2　PICC 置管维护操作技术操作评分细则及标准

项目	评分细则	分值	评分标准
操作前准备（20分）	护士准备：着装整洁，洗手，戴口罩、帽子	2	一项不符合要求扣0.5分
	环境准备：清洁无尘，光线良好，温湿度适宜	2	未评估环境扣2分 评估不符合要求扣1分
	用物准备：PICC 换药包（治疗巾 1 块、75%乙醇棉棒 1 包、1%含碘棉棒 1 包、无菌手套 2 副、透明敷贴 1 张、无菌小纱布 2 块、乙醇棉片 1 片、免缝胶布 3 条）、输液接头 1 个、3～4 mL 肝素稀释液（10 U/mL）、10 mL 注射器（2 支）、生理盐水（100 mL）、皮尺	8	少一用物扣1分
	病人评估： (1) 评估病人的病情、治疗情况、合作程度。 (2) 评估病人导管外露长度，测量臂围。 (3) 评估穿刺点有无触痛、红肿、渗血、渗液、肉芽肿、湿疹等。 (4) 评估敷贴有无卷边、松动、潮湿、污染、脱落，是否到期。 (5) 查看 PICC 护理手册记录和留置导管的有效期	8	未评估扣5分 其余一项未评估扣1分
操作方法与程序（65分）	洗手	1	未洗手扣1分 洗手不规范扣0.5分
	携用物至病人床旁，核对病人信息，解释操作目的，取得配合	4	未核对病人信息、未解释操作目的各扣2分 核对、解释不符合要求各扣1分
	协助病人取舒适体位，暴露穿刺部位，铺治疗巾于穿刺肢体下	3	未取合适体位扣1分 未暴露穿刺部位扣1分 未铺治疗巾于穿刺肢体下扣1分
	更换无针输液接头： (1) 揭开固定输液接头胶布，去除胶痕，用酒精棉签清洁输液接头下皮肤。 (2) 消毒手。 (3) 打开输液接头的无菌包装，用生理盐水进行预冲。	17	未去除胶痕扣2分 未清洁皮肤扣2分 未消毒手扣1分 未预冲扣2分

项目	评分细则	分值	评分标准
	(4) 卸下旧输液接头。 (5) 戴无菌手套。 (6) 用乙醇棉片消毒导管接头的横切面及外围至少20下,时间持续15 s以上,去除残胶。 (7) 连接新的输液接头,确保连接紧密		未戴无菌手套扣2分 未消毒导管接头的横切面扣2分 未消毒导管接头的外围扣2分 消毒时间少于15 s扣2分 新的输液接头连接不紧密扣2分
	冲洗导管: (1) 抽回血,判断导管的通畅性。 (2) 用脉冲方式冲入生理盐水10~20 mL。 (3) 用3~4 mL肝素稀释液(10 U/mL)正压封管。 (4) 脱手套	10	未抽回血或抽回血不正确扣3分 脉冲冲洗方法不正确扣3分 未做到正压封管扣3分 未脱手套扣1分
	更换敷贴: (1) 撕除敷贴:以0°或180°角从导管远心端向近心端撕除敷料,手不可触及贴膜下覆盖区域。 (2) 再次消毒手,戴手套。 (3) 消毒: ① 用乙醇棉棒以穿刺点为中心(避开穿刺点和导管),消毒范围为15 cm×15 cm,由内向外擦拭3遍。待干。 ② 同法用碘伏棉棒,由内向外用力摩擦消毒2遍。 ③ 用第三根碘伏棉棒消毒导管及固定翼上下两面(由内到外),待干。 (4) 固定: ① 以病人屈肘时,导管不弯折为原则。 ② 将体外导管呈U形摆放。 ③ 以第一根免缝胶带固定连接器翼型部分。 ④ 以穿刺点为中心,用10 cm×12 cm无菌透明敷贴无张力粘贴。 ⑤ 以第二根免缝胶带呈蝶形交叉固定贴膜下缘,再以第三根胶带横向固定蝶形交叉。 ⑥ 注明更换敷料日期和时间、导管外露长度、操作者姓名	22	撕除敷贴方向及手法不正确扣2分 未消手、未戴手套扣1分 消毒范围、方法、顺序不对各扣2分 未待干扣1分 其余一项不符合要求扣2分
	整理床单位,协助病人取舒适体位,交代注意事项	4	未整理床单位扣1分 病人卧位不舒适扣1分 未交代注意事项扣2分

续表

项目	评分细则	分值	评分标准
	处置用物,洗手,记录	4	用物处置不符合要求扣 2 分 未洗手、未记录各扣 1 分
综合评价(15分)	关爱病人,体现以病人为中心的服务理念	3	未能体现关爱病人扣 3 分
	操作熟练、流畅	5	操作不熟练扣 5 分
	严格执行无菌技术操作	5	违反无菌原则扣 5 分
	准确、有效沟通	2	未有效沟通扣 2 分

参 考 文 献

[1] 陆海燕,王丽英,薛嵋.PICC 继发性导管异位的观察与处理[J].介入放射学杂志,2019,28(4):390-393.
[2] 蔡怡.PICC 临床应用与安全管理[M].北京:科学技术文献出版社,2018.
[3] 福建省护理质量控制中心.静脉治疗护理技术操作标准化程序[M].北京:化学工业出版社,2017.

(程立新　宋云凤)

第三节　中心静脉导管维护技术

中心静脉导管(Central Venous Catheter,CVC)是经锁骨下静脉、颈内静脉、股静脉置管,尖端位于上腔静脉或下腔静脉的导管。中心静脉导管维护是指对中心静脉导管进行及时、有效护理,以预防其发生中央静脉导管相关血流感染等并发症的一种护理技术。

一、目的

1. 保持穿刺点清洁、干燥,预防和控制中心静脉导管感染。
2. 观察中心静脉导管位置,防止导管移位、脱出。
3. 保持中心静脉置管的通畅,保证治疗和用药。

二、核心操作步骤

1. 护士准备。
2. 环境准备。
3. 用物准备。
4. 病人评估：
（1）评估病人病情及配合程度。
（2）评估穿刺点局部情况。
（3）评估导管深度、贴膜情况及管道通畅情况

1. 核对病人信息，解释操作目的，取得配合。
2. 检查穿刺点局部：协助病人取舒适体位，暴露穿刺部位；检查穿刺点有无红肿、渗血、渗液、触痛及分泌物。
3. 判断导管位置：查看导管刻度并记录。
4. 更换输液接头。
5. 评估冲洗导管：抽回血，判断导管通畅性，用预充注射器脉冲式方法冲洗导管，实施正压封管。
6. 撕除原有透明敷料，撤除思乐扣。
7. 消毒皮肤及导管，先用酒精棉棒，后用碘伏棉棒，各消毒3次，充分待干。
8. 用思乐扣固定导管。
9. 无张力粘贴透明敷料

1. 处置用物。
2. 洗手，记录

三、注意事项

1. 在下列情况下，护士应该无条件更换无针接头：无针接头由于任何原因从原输液装置上移除；接头松脱；移除接头推注；从导管里抽取血液样本之前；无针接头中有血液或者残留物；无针输液接头被污染；更换血管通路装置时。

2. 美国疾病控制与预防中心推荐无针装置接口更换标准：无针装置接口更换频率

不应少于每 72 h 更换一次或根据说明书决定更换时间,以减少感染率。

3. 当敷料潮湿、松弛或污染时,应立即更换。

4. CVC 置管部位使用的透明敷料,至少应每 2～3 d 更换一次敷料。

5. 严格执行无菌技术操作。

四、评分细则及标准

表 5.3　中心静脉导管维护技术操作评分细则及标准

项目	评分细则	分值	评分标准
操作前准备（20分）	护士准备:洗手,戴口罩,着装整齐	3	一项不符合要求扣1分
	环境准备:安静整洁,光线良好,温湿度适宜,注意保护病人隐私	2	一项不符合要求扣1分
	用物准备:一次性中心静脉导管维护包(垫巾1个、手套1副、酒精棉片3片、纱布4块、酒精棒1包、碘伏棒1包、敷贴胶布2个、10 cm×12 cm 透明敷料1张)、10 mL 生理盐水2支(或 10 U/mL 肝素液)、10 mL 以上注射器2支或 10 mL 以上预冲式导管冲洗器2支、输液接头1个、思乐扣1个、无菌手套1副、75%酒精、无菌棉签、弯盘、快速手消毒液1瓶、皮尺、维护记录单、油性记号笔	7	少一用物扣1分 多一用物扣0.5分
	评估病人病情,配合程度,导管深度,穿刺点情况,贴膜有无潮湿、脱落、污染、是否到期,并查阅上次维护记录	8	一项未做到扣1分
操作方法与程序（70分）	携用物至病人床旁,核对病人信息,解释操作目的,取得配合	4	未核对病人信息、未解释操作目的各扣1分 其余一项不符合要求扣1分
	检查穿刺点局部:协助病人取舒适体位,暴露穿刺部位;检查穿刺点有无红肿、渗血、渗液、触痛及分泌物	4	体位不适或部位暴露不佳各扣1分 未观察局部情况扣2分
	判断导管位置:查看导管刻度,若导管置入刻度清楚,则不需测量外露长度;若导管置入刻度模糊不清,则需测量外露长度,并记录	4	一项不符合要求扣2分

项目	评分细则	分值	评分标准
	更换输液接头： 揭开固定输液接头上的胶布，去除胶痕； 消毒手，打开导管换药包，将预冲注射器和无菌输液接头打开置入换药包内； 卸下原输液接头，消毒手，戴手套，将预冲注射器释放压力，并预冲接头； 用酒精棉片包裹消毒导管接头，用力多方位擦拭大于 15 s，连接新的输液接头	9	未去除胶痕、未清洁皮肤扣 1 分 未消毒手扣 1 分 未预冲输液接头扣 1 分 未消毒接头横截面扣 2 分 未消毒接头侧面扣 2 分 擦拭时间小于 15 s 扣 2 分
	冲洗导管：抽回血，判断导管通畅性；用预冲注射器以脉冲式方法冲洗导管；实施正压封管；脱手套，洗手	8	未抽回血或抽回血不正确扣 2 分 脉冲方法不正确扣 2 分 未正压封管扣 2 分 未脱手套扣 2 分
	撕除原有透明敷料，撤除思乐扣： (1) 零角度撕贴膜，朝着穿刺方向去除原有透明敷料。 (2) 用酒精棉签充分浸润、溶解固定思乐扣装置下方的黏合剂。 (3) 消毒手，将思乐扣投入换药包，戴手套，撤除旧思乐扣	8	去除贴膜手法及方向不正确各扣 1 分 未去除黏合剂扣 2 分 未消毒手扣 1 分 拆除思乐扣方法不正确扣 4 分
	消毒皮肤及导管：左手持无菌纱布覆盖在输液接头处，轻轻向上提起导管，右手持酒精棉棒，环形消毒穿刺点 0.5 cm 以外皮肤 3 次，方向为顺时针→逆时针→顺时针，待干。取碘伏棉棒，放平导管，以穿刺点为中心消毒皮肤及导管 3 次，方向为顺时针→逆时针→顺时针，范围以穿刺点为中心，直径 15 cm 或超过使用透明敷料的面积，待干	8	未提起导管或导管提拉过高扣 2 分 酒精棉棒未避开穿刺点及导管扣 2 分 消毒方向、范围、顺序不正确各扣 1 分 未待干扣 1 分
	以思乐扣固定导管： (1) 在摆放思乐扣处涂抹皮肤保护剂，待干 15 s。 (2) 在距离穿刺点 1 cm 处摆放思乐扣（按箭头所示方向）。 (3) 将导管安装在思乐扣的立柱上，锁定纽扣，依次撕除思乐扣的背胶纸，将思乐扣贴在皮肤上	8	一项不符合要求扣 2 分

项目	评分细则	分值	评分标准
	粘贴透明敷料： (1) 用 10 cm×12 cm 透明敷料无张力粘贴（应完全覆盖思乐扣及穿刺点）。 (2) 提起导管，胶带 1 横向固定透明敷料下缘，同时贴于敷料与病人皮肤上；胶带 2 自导管下方向上呈蝶形交叉固定连接器；胶带 3 横向固定于胶带 2 上。 (3) 在记录胶带上注明操作者姓名及日期、导管名称、导管长度，贴于透明敷料上缘或下缘。 (4) 用无菌纱布包裹输液接头，用胶布妥善固定	9	一项不符合要求扣 3 分
	操作后处理： (1) 整理用物，脱手套。 (2) 整理床单位，向病人交代带管注意事项。 (3) 洗手，记录	8	一项不符合要求扣 2 分
综合评价（10分）	关爱病人，体现以病人为中心的服务理念	2	未能体现关爱病人扣 3 分
	操作熟练、流畅，严格执行无菌技术操作	4	操作不熟练扣 2 分 违反无菌原则扣 2 分
	准确，有效沟通	2	未有效沟通扣 2 分
	应答切题、流畅	2	回答不出扣 2 分 回答不完整扣 1 分

参 考 文 献

[1] 吴玉芬,杨巧芳.静脉输液治疗专科护士培训教材[M].北京：人民卫生出版社,2018.
[2] 卢根娣,杨亚娟.静脉输液质量控制指南[M].上海：第二军医大学出版社,2015.
[3] 李春燕.美国 INS2016 版《输液治疗实践标准》要点解读[J].中国护理管理,2017(2)：150-153.

（潘爱红　朱　瑞）

第四节　末梢血糖监测技术

血糖监测是糖尿病管理的重要组成部分,有助于评估糖尿病人的糖代谢紊乱程度。末梢血糖监测技术是指通过便携式血糖仪测定病人末梢毛细血管血糖值的方法,能反映病人实时血糖水平,帮助病人制定合理的降糖方案。

规范化的操作可提高血糖监测的准确性。

一、目的

实时反映糖尿病病人及危重病人的血糖变化。

二、核心操作步骤

1. 护士准备。
2. 环境准备。
3. 用物准备。
4. 病人评估：
(1) 评估病人病情、年龄、意识、酒精过敏史、是否空腹及进餐时间。
(2) 评估采血部位(首选无名指,其次为中指和小指)皮肤有无水肿、感染以及皮肤的厚薄,有无角层化。
(3) 评估病人心理状态、合作程度、需求

1. 正确选择血糖监测时间。
2. 携用物至病人床旁,核对病人信息,解释操作目的,取得配合。
3. 病人双手用温水洗净,将病人手臂下垂5～10 s。
4. 消毒采血指端,待干。
5. 检查试纸有效期,将试纸插入血糖仪,血糖仪自动开机,调整并确认屏幕所显示的代码与试纸盒上的代码一致,屏幕上出现闪烁的采血符号。
6. 再次核对病人信息,用采血针压紧指尖侧面消毒过的皮肤,待血液自然流出,用试纸采血区吸取血样。
7. 采血完毕,指导病人正确按压穿刺处至无出血即可。
8. 读取血糖结果,告知病人数值并做好相应指导。
9. 取出试纸,血糖仪自动关机。
10. 整理床单位,协助病人取舒适体位,交代注意事项

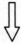

1. 处置用物。
2. 洗手,记录

三、注意事项

1. 认真核对，严格执行无菌技术操作。

2. 试纸在有效期内使用，确保血糖仪代码与试纸代码一致。

3. 定期对血糖仪进行校准维护，定期清洁血糖仪，使用清水或中性清洁剂擦拭外壳。

4. 取用试纸时不要触摸到测试区，避免试纸污染及受潮。用后立即盖好保持密封状态。

5. 采血时彻底清洁、消毒并晾干采血部位皮肤，残留水分或酒精可能会稀释血样，避免过分挤压手指，以免影响结果。

6. 取血量符合血糖仪要求，不宜过多或过少，以免影响检验结果。

7. 采血针一人一用、一次一换，根据病人手指皮肤厚薄情况，施以适当的压力。一般首选无名指，通常选择手指两侧，避开神经末梢敏感的指腹。

8. 密切观察病人的心率、血压、面色等，预防低血糖的发生。

9. 任何与病人临床症状不符的血糖结果，都应通过实验室抽血检测确认。

四、评分细则及标准

表5.4 末梢血糖监测技术操作评分细则及标准

项目	评分细则	分值	评分标准
操作前准备（20分）	护士准备：着装整洁，洗手，戴口罩、帽子	3	一项不符合要求扣1分
	环境准备：安静整洁，光线充足	2	未评估环境扣2分 其余一项不符合要求扣1分
	用物准备：血糖仪、一次性采血针头、血糖试纸、75%酒精、棉签、治疗盘、弯盘、利器盒	5	少一用物扣0.5分
	病人评估： (1) 评估病人病情、年龄、意识、酒精过敏史、是否空腹及进餐时间。 (2) 评估采血部位(首选无名指，其次为中指和小指)皮肤有无水肿、感染以及皮肤的厚薄，有无角层化。 (3) 评估病人心理状态、合作程度、需求	10	未评估是否空腹及进餐时间扣3分 未评估采血部位扣3分 其余一项不符合要求扣0.5分

项目	评分细则	分值	评分标准
操作方法与程序（70分）	洗手	6	未正确选择洗手时间扣6分
	携用物至病人床旁，核对病人信息，解释操作目的，取得配合	4	未核对病人信息、未解释操作目的扣2分 核对、解释不符合要求各扣1分
	清洁病人双手，末梢循环不良的病人，将其手臂下垂5～10 s，搓手或用热水泡手。 用75%酒精消毒采血部位皮肤并待干	8	未清洁病人双手扣3分 未正确处理末梢循环不良扣3分 未正确消毒扣2分
	将试纸正确插入血糖仪，血糖仪自动开机，调整并核实屏幕所显示的代码与试纸瓶上代码一致，屏幕上出现闪烁的采血符号	10	未正确自动开机扣4分 未调整并核实代码扣3分 未出现采血符号就采血扣3分
	再次核对病人信息，采血针压紧指尖侧面皮肤，待血液自然流出。 用试纸对准采血区吸取血样。 采血完毕，指导病人用无菌棉签按压针眼至不出血	10	未使用采血针扣3分 未选择指尖侧面皮肤扣2分 未待血液自然流出扣3分 未按压扣2分
	读取血糖数值，告知病人并做好相应指导	10	未读取血糖数值扣3分 未告知病人扣5分 未做相应指导扣2分
	取出试纸，自动关机	5	未取出试纸扣3分 未正确关机扣2分
	再次核对病人信息	4	未核对病人信息扣4分
	整理床单位，协助病人取舒适体位，交代注意事项	8	未整理床单位扣2分 病人卧位不舒适扣2分 未交代注意事项扣4分
	处置用物，洗手，记录	5	用物处置不符合要求扣3分 未洗手、未记录各扣1分
综合评价（10分）	关爱病人，体现以病人为中心的服务理念	2	未能体现关爱病人扣3分
	操作熟练、流畅，严格执行无菌技术操作	4	操作不熟练扣2分 违反无菌原则扣2分
	准确、有效沟通	2	未有效沟通扣2分
	应答切题、流畅	2	回答不正确扣2分 回答不完整扣1分

参 考 文 献

[1] 中华医学会糖尿病学分会.中国血糖监测临床应用指南:2015年版[J].中华糖尿病杂志,2015,7(10):603-613.

[2] 顾卫琼.血糖监测临床应用现状与展望[J].中华内分泌代谢杂志,2019,35(5):369-372.

[3] 包玉倩.动态血糖监测技术的临床应用[J].中华内分泌代谢杂志,2017,33(6):460-464.

（付 红 宋云凤）

第五节 输液泵操作技术

输液泵是一种能够准确控制输液滴数或输液流速,保证药物能速度均匀、药量准确并且安全地进入病人体内发挥作用的一种仪器,是一种智能化的输液装置,其输液速度不受人体血压和操作者影响,输注准确、可靠,有助于降低临床护理工作强度,提高输注的准确性、安全性以及护理质量。

一、目的

1. 通过使用输液泵,准确控制输液流速,保证药物能够速度均匀、药量准确并且安全地进入病人体内,以达到治疗的目的。

2. 减轻临床护理工作量,提高工作效率。

二、核心操作步骤

1. 护士准备。

2. 环境准备。

3. 用物准备:如果是中心静脉导管或PICC导管,应备清洁手套或皮尺。

4. 病人评估:

(1) 评估病人病情、年龄、生命体征、心肺功能及合作程度。

(2) 评估病人所输注药物的作用、副作用、注意事项。

(3) 评估病人需求(排尿或排便),协助病人取舒适体位。

(4) 铺治疗巾,评估病人静脉通道穿刺时间、穿刺部位皮肤情况、管道通畅情况

1. 正确核对病人信息,解释操作目的及方法,取得配合。
2. 将输液泵固定在输液架上,接通电源,打开输液泵开关,仪器自检。
3. 核对病人信息及医嘱信息,将配置好的药液连接输液器,悬挂于输液架上,排气,关闭调节器。
4. 正确安装输器于输液泵内,关闭泵门,打开调节器,根据医嘱设置输液速度、输液总量,试运行。
5. 消毒输液接头,再次核对病人信息,检查管道内有无气泡后将输液器与病人静脉通道相连接,按"开始"键启动输液泵,打开静脉通道止液夹。
6. 第三次核对病人信息,撤除治疗巾,交代注意事项。
7. 输液过程中严密观察输液泵的运行状况,观察药物的作用与副作用,正确处理仪器报警。
8. 输注结束,核对病人信息,解释操作目的,取得配合;夹闭静脉通道止液夹,按停止键,预冲液行脉冲式冲管,正压封管,仪器归零,关闭电源开关,取出输液管。
9. 整理床单位,协助病人取舒适体位,交代注意事项

1. 处置用物。
2. 洗手,记录

三、注意事项

1. 严格执行查对制度及无菌原则。
① 当输液泵连续使用超过 8 h,更换输液管路位置。
② 流量调节器必须处于泵与病人之间的管路上,启动泵前应处于开启状态。
③ 不可用力压按测力触头,以免损坏测力传感器。
④ 泵内充电电池应每月进行一次充放电检查。
⑤ 首次使用前应在关机状态下连续充电 16 h。
2. 根据病人病情、药物性质、医嘱正确设置输液速度,需要换药液及改变速率时,及时记录并做好交接班。
3. 加强巡视,观察穿刺部位有无肿胀、皮肤颜色、温度及血管走向有无条索状红线等,观察用药效果及副作用。
4. 熟练掌握仪器性能,正确安装使用,及时处理报警。

四、评分细则及标准

表 5.5　输液泵操作技术操作评分细则及标准

项目	评分细则	分值	评分标准
操作前准备（20分）	护士准备:着装整齐、洗手,戴口罩、帽子	2	一项不符合要求扣0.5分
	环境准备:安静整洁,光线充足,有合适电源	2	未评估环境扣2分 评估不符合要求扣1分
	用物准备: 输液泵、输液架、专用输液器、配置好的液体(标志清晰)、75%酒精、安多福消毒液、棉签、消毒治疗巾、封管液、弯盘。如果是中心静脉导管或PICC导管,应备清洁手套或皮尺	6	未检查输液泵性能扣1分 其余少一用物扣0.5分
	病人评估: (1) 核对病人信息,解释操作目的,取得配合。 (2) 评估病人病情、年龄、生命体征、心肺功能及合作程度。 (3) 评估病人所输注药物的作用、副作用、注意事项。 (4) 评估病人需求(排尿或排便),协助病人取舒适体位。 (5) 铺治疗巾,评估病人静脉通道穿刺时间及穿刺部位皮肤情况、管道通畅情况	10	一项未评估扣2分 评估不完整扣1分
操作方法与程序（70分）	洗手(时间大于15 s)	1	未洗手扣1分,洗手不规范扣0.5分
	核对:携用物至床旁,核对病人信息,解释操作目的	3	未核病人信息对或核对不正确扣2分 未解释操作目的或解释不全面扣1分
	安装输液泵:安装输液泵至输液架上,接通电源,开机自检	3	未接电源扣1分 未开机自检扣2分
	输液前: (1) 核对病人信息及医嘱信息。 (2) 将配置好的药液连接专用输液器,悬挂于输液架上,排气,关闭调节器。 (3) 正确安装输液器于输液泵内,关闭泵门,打开调节器。 (4) 根据医嘱设定输液速度和预定输液量,试运行	17	未核对病人信息或核对不正确扣2分 未核对医嘱信息扣1分 未排气或排气不成功扣3分 未关闭调节器扣1分 未正确安装扣2分 未关闭泵门扣1分 未打开调节器扣1分 未正确设定输液速度扣2分 未正确设预定输液量扣2分 未试运行扣2分

项目	评分细则	分值	评分标准
	输液时： (1) 核对病人信息。 (2) 消毒输液接头（时间大于 15 s），检查输液管路有无气泡，将输液器与病人静脉通道相连，按"Start"键，再打开止液夹开始输液	9	未核对病人信息或核对不正确扣2分 未正确消毒扣2分 未检查管路气泡扣1分 输液器或病人静脉通道污染扣2分 未按"Start"键1分 未打开止液夹扣1分
	输液后： (1) 再次核对病人信息。 (2) 撤除治疗巾，交代注意事项。 (3) 洗手、记录	8	未核对病人信息或核对不正确扣2分 未撤治疗巾扣1分 未交代注意事项扣2分 未正确洗手扣1分 未正确记录扣2分
	输液过程中加强巡视，观察输液部位情况及用药效果，及时处理报警	8	未巡视扣2分 未观察输液部位扣2分 未观察用药效果扣2分 未及时处理报警扣2分
	停止输液： (1) 核对病人信息，解释操作目的，取得配合。 (2) 夹闭止液夹，再按"Stop"键暂停输液，铺治疗巾，撤除输液器，关闭电源。 (3) 脉冲式冲管，正压封管，取下输液泵	12	未核对病人信息或核对不正确扣1分 未解释操作目的或解释不全面扣1分 未夹闭止液夹扣1分 未按"Stop"键扣1分 未铺治疗巾扣1分 未撤除输液器扣1分 未关闭电源扣1分 未正确封管扣4分 未取下输液泵扣1分
	安置病人： (1) 撤除治疗巾。 (2) 整理床单位，协助病人取舒适体位，交代注意事项	5	未撤除治疗巾扣1分 未整理床单位扣1分 未协助病人取舒适卧位扣1分 未交代注意事项扣2分
	按要求正确处置用物	2	未正确处置用物扣2分
	洗手，记录	2	未正确洗手扣1分 未正确记录扣1分

续表

项目	评分细则	分值	评分标准
效果与评价（10分）	严格执行无菌技术操作	2	违反无菌操作原则扣2分
	关爱病人,有效沟通	2	未能体现关爱病人扣1分 未有效沟通扣1分
	操作熟练、动作规范	4	操作不熟练扣2分 操作不规范扣2分
	应答正确、流畅	2	回答不正确扣1分 回答不完整扣1分

参 考 文 献

[1] 国家药典委员会.中华人民共和国药典[M].北京:中国医药科技出版社,2015.

[2] 陈新谦,金有豫,汤光.新编药物学[M].北京:人民卫生出版社,2018.

[3] 吴永佩,焦雅辉.临床静脉用药调配与使用指南[M].北京:人民卫生出版社,2010.

[4] Liu Z M, CHEN J, KOU Q, et al. Terlipressin versus norepinephrine as infusion in patients with septic shock：a multicentre, randomised, double-blinded trial[J]. Intensive Care Med, 2018,44(11):1816-1825.

[5] KERN H,KURING A,REDLICH U, et al. Downward movement of syringe pumps reduces syringe output[J]. British Journal of Anaesth,2001,86(6):828-83.

[6] GORSHI L A . The 2016 infusion therapy standards of practice[J]. Home Healthcare Now,2017,35(1):10-18.

（彭雅琴　宋云凤）

第六节　微量注射泵操作技术

微量注射泵由步进电机及其驱动器、丝杆和支架等构成,具有往复移动的丝杆、螺母,因此也称为丝杆泵。螺母与注射器的活塞相连,注射器里盛放药液,实现高精度、平稳、无脉动的液体传输,操作便捷、定时定量,能根据需要随时调整药物剂量,使药物在体内保持稳定的血药浓度。

一、目 的

1. 方便、准确地控制和调节输液速度。

2. 按病情使药物速度均匀、用量准确并安全地进入病人体内发生作用。

二、核心操作步骤

1. 护士准备。
2. 环境准备。
3. 用物准备：如果是中心静脉导管或 PICC 导管，应备清洁手套或皮尺。
4. 病人评估：
（1）评估病人病情、年龄、生命体征、心肺功能及合作程度。
（2）评估病人所输注药物的作用、副作用、注意事项。
（3）评估病人需求（排尿或排便），取舒适体位。
（4）铺治疗巾，评估病人静脉通道穿刺时间及穿刺部位皮肤情况、管道通畅情况

1. 核对病人信息，解释操作目的及方法，取得配合。
2. 将配好的药液注射器与延长管连接，排尽空气。
3. 将注射泵固定在输液架上，接通电源，打开注射泵开关，仪器自检成功后将注射器正确安装至微量注射泵上。根据医嘱调节泵入速度和预定泵入量，试运行检查注射泵工作是否正常。
4. 消毒输液接头，再次核对病人信息，检查延长管内有无气泡，管路有无扭曲、弯折，与病人静脉通路连接。
5. 按"Start"键启动注射泵，打开静脉通道止液夹，第三次核对病人信息，交代注意事项。
6. 输液过程中严密观察输液泵的运行状况，观察病人对药物的作用与副作用，正确处理仪器报警。
7. 输注结束，核对病人信息，解释操作目的，取得配合；夹闭静脉通道止液夹，按"Stop"键，预冲液行脉冲式冲管，正压封管，仪器归零，关闭电源开关，取出注射器。
8. 整理床单位，协助病人取舒适体位，交代注意事项

1. 处置用物。
2. 洗手，记录

三、注意事项

1. 严格执行查对制度及无菌原则。
2. 血管活性药物选择中心静脉导管单独通道泵入。
3. 根据病人病情、药物性质、医嘱正确设置速度,更换药液或改变速率时,及时记录并做好交接。
4. 正确安装注射器,确保注射器圈边(凸缘)恰当置于槽内,并且输液管正确放置在支架上。

四、评分细则及标准

表 5.6　微量注射泵操作技术操作评分细则及标准

项目	评分细则	分值	评分标准
操作前准备(20分)	护士准备:着装整齐、洗手,戴口罩	2	一项未做扣 0.5 分
	环境准备:清洁、安静、光线充足,有合适电源	2	未评估环境扣 2 分 环境不符合要求扣 1 分
	用物准备:微量泵、输液架、微量泵管、配置好的液体(标志清晰)、75%酒精、安多福消毒液、棉签、消毒治疗巾、封管液、弯盘。如果是中心静脉导管或 PICC 导管,应备清洁手套或皮尺	6	未检查输液泵性能扣 1 分 少一用物扣 0.5 分
	病人评估: (1) 核对病人信息,解释操作目的,取得配合。 (2) 评估病人病情、年龄、生命体征、心肺功能及合作程度。 (3) 评估病人所输注药物的作用、副作用、注意事项。 (4) 评估病人需求(排尿或排便),协助病人取舒适体位。 (5) 铺治疗巾,评估病人静脉通道穿刺时间及穿刺部位皮肤情况、管道通畅情况	10	一项未评估扣 2 分 评估不完整扣 1 分
操作方法与程序(70分)	洗手(时间大于 15 s)	1	未洗手扣 1 分 洗手不规范扣 0.5 分
	核对:携用物至床旁,核对病人信息,解释操作目的	3	未核对病人信息或核对不正确扣 2 分 未解释操作目的或解释不全面扣 1 分

项目	评分细则	分值	评分标准
	安装微量泵:安装微量泵至输液架上,接通电源,开机自检	3	未接电源扣1分 未开机自检扣2分
	泵注前: (1) 核对病人信息及医嘱信息。 (2) 将配置好的药液连接微量泵泵管,排气,将注射器安装在微量泵上,并设置注射器型号。 (3) 根据医嘱设定泵注速度,试运行	16	未核对病人信息或核对不正确扣2分 未核对医嘱信息扣1分 未排气或排气不成功扣4分 未正确安装注射器扣2分 未正确设置注射器型号扣2分 未正确设定泵注速度扣3分 未试运行扣2分
	泵注时: (1) 核对病人信息 (2) 消毒可来福接头(时间>15 s),检查有无气泡,将微量泵泵管下端与病人静脉通道相连,按"Start"键,再打开止液夹,开始泵注药液	10	未核对病人信息或核对不正确扣2分 未正确消毒扣2分 未检查管路气泡扣1分 微量泵管或病人静脉通道污染扣2分 未按"Start"键2分 未打开止液夹扣1分
	泵注后: (1) 再次核对病人信息。 (2) 撤治疗巾,交代注意事项。 (3) 洗手,记录	8	未核对病人信息或核对不正确扣2分 未撤治疗巾扣1分 未交代注意事项扣2分 未正确洗手扣1分 未正确记录扣2分
	观察:药液泵注过程中加强巡视,观察输液部位情况及用药效果,及时处理报警	8	未巡视扣2分 未观察输液部位扣2分 未观察用药效果扣2分 未及时处理报警扣2分
	停止泵注: (1) 核对病人信息,解释操作目的,取得配合。 (2) 夹闭止液夹后按"Stop"键暂停泵注,铺治疗巾,撤除微量泵管及注射器,关闭电源。 (3) 脉冲式正压封管,取下微量泵	12	未核对病人信息或核对不正确扣1分 未解释操作目的或解释不全面扣1分 未夹闭止液夹扣1分 未按"Stop"键1分 未铺治疗巾扣1分 未撤除微量泵管及注射器扣1分 未关闭电源扣1分 未正确封管扣4分 未取下微量泵扣1分

续表

项目	评分细则	分值	评分标准
	安置病人: (1) 撤除治疗巾。 (2) 整理床单位,协助病人取舒适体位,交代注意事项	5	未撤除治疗巾扣1分 未整理床单位扣1分 未协助取舒适卧位扣1分 未交代注意事项扣2分
	处置用物:按要求正确处置用物	2	未正确处置用物扣2分
	洗手,记录	2	未正确洗手扣1分 未正确记录扣1分
效果与评价(10分)	严格执行无菌技术操作	2	违反无菌原则扣2分
	关爱病人,有效沟通	2	未能体现关爱病人扣1分 未有效沟通扣1分
	操作熟练、动作规范	4	操作不熟练扣2分 操作不规范扣2分
	应答正确、流畅	2	回答不正确扣1分 回答不完整扣1分

参 考 文 献

[1] 国家药典委员会.中华人民共和国药典[M].北京:中国医药科技出版社,2015.

[2] 陈新谦,金有豫,汤光.新编药物学[M].北京:人民卫生出版社,2018.

[3] 吴永佩,焦雅辉.临床静脉用药调配与使用指南[M].北京:人民卫生出版社,2010.

[4] Liu Z M, CHEN J, KOU Q, et al. Terlipressin versus norepinephrine as infusion in patients with septic shock: a multicentre, randomised, double-blinded trial[J]. Intensive Care Med, 2018,44(11):1816-1825.

[5] KERN H,KURING A,REDLICH U, et al. Downward movement of syringe pumps reduces syringe output[J]. British Journal of Anaesth,2001,86(6):828-830.

[6] GORSHI L A . The 2016 infusion therapy standards of practice[J]. Home Healthcare Now,2017,35(1):10-18.

(彭雅琴　宋云凤)

第七节　伤口护理技术

伤口护理技术是基础护理常用技术之一,有助于了解伤口愈合情况,清除分泌物,去除坏死组织,促进伤口愈合。

一、目的

1. 清除伤口及周围皮肤的污物,促进伤口愈合。
2. 更换无菌敷料,吸收局部渗出液以促进伤口愈合。
3. 评估伤口愈合情况,为进一步处理提供依据。

二、核心操作步骤

1. 护士准备。
2. 环境准备。
3. 用物准备。
4. 病人评估:
(1) 评估病人意识、病情、合作程度。
(2) 评估伤口情况:部位、类型、大小、深度、创面、引流情况等

1. 携用物至病人床旁,核对病人信息,与其交流,缓解其紧张情绪。
2. 协助病人取合适体位,使其充分暴露伤口,垫治疗巾于伤口下,注意遮盖保暖,必要时使用屏风。
3. 揭开绷带、胶布或外层敷料(如粘在毛发上可用酒精轻擦取下),用镊子或戴手套取下内层敷料(如敷料与创面粘连,应用盐水棉球浸湿后轻柔去除)。腹部切口的敷料应沿由上而下的长轴揭下,以免伤口裂开或出血。取下的敷料,有渗液的一面向上,置弯盘内,观察伤口分泌物颜色及闻分泌物气味。
4. 用镊子夹取碘伏棉球由内向外环形或 Z 字形擦拭伤口周围皮肤 2～3 遍,避免拭入伤口内,消毒范围为创缘外 2 cm 范围。
5. 清洁伤口消毒方向由内向外,消毒感染或污染伤口时由外向内。非感染伤口用生理盐水由内向外清洗;感染伤口根据细菌培养结果选择合适的消毒、抗菌清洗液,由外向内清洗;有坏死组织的伤口,根据伤口情况、可采用外科清创或自溶清创等方法清除坏死组织后,再用生理盐水清洗伤口,用纱布擦干,评估伤口情况,选择合适的敷料。
6. 根据伤口深度及创面情况置入引流物。
7. 妥善包扎、固定,交代注意事项

```
1. 处置用物。
2. 洗手,记录
```

三、注意事项

1. 严格执行无菌技术操作,动作轻柔,尽量减少病人痛苦。

2. 明确区分伤口类型,区分感染伤口与清洁伤口,消毒方法正确。清洁伤口消毒方向由内向外,消毒感染或污染伤口时方向由外向内。非感染伤口用生理盐水由内向外清洗;感染伤口根据细菌培养结果选择合适的消毒、抗菌清洗液,由外向内清洗;有坏死组织的伤口,根据伤口情况可采用外科清创或自溶清创等方法清除坏死组织后,再用生理盐水清洗伤口,用纱布擦干,评估伤口情况,选择合适的敷料。

3. 无菌创口换药到无菌间进行,感染创口在普通换药室内进行,化脓创口换药后须洗手再继续换药。

4. 注意保护病人隐私。

四、评分细则及标准

表 5.7　伤口护理技术操作评分细则及标准

项目	评分细则	分值	评分标准
操作前准备(20分)	护士准备:着装整洁,洗手,戴口罩,必要时穿隔离衣,戴手套	4	一项不符合要求扣1分
	环境准备:环境安全、清洁、安静,符合伤口处理要求,私密性良好	4	一项不符合要求扣1分
	用物准备:无菌盘内置纱布、消毒换药碗(内置2~3把持物钳或镊子、碘伏棉球及生理盐水棉球数个)、绷带、引流用物、敷料等;另备弯盘一只,置胶布、棉签、松节油,根据伤口情况选择所用药物,必要时带一次性中单、探针、剪刀、屏风等	7	少一用物扣0.5分
	评估伤口情况(伤口类型、面积、颜色、渗液情况)和病人的合作程度	5	未评估不得分 一项不符合要求扣1分
操作方法与程序(70分)	洗手	2	未洗手扣2分 洗手不规范扣1分
	携用物至病人床旁,核对病人信息,与其交流,缓解其紧张情绪	4	一项不符合要求扣2分
	注意遮盖与保暖,必要时使用屏风	4	一项未做扣2分

项目	评分细则	分值	评分标准
	根据伤口部位,协助病人取合适体位,使其充分暴露伤口,垫治疗巾于伤口下	8	一项不符合要求扣3分
	揭开绷带、胶布或外层敷料(如粘在毛发上可用酒精轻擦取下),以镊子或戴手套取下内层敷料(如腹部切口的敷料应沿由上而下的长轴揭下,以免伤口裂开或出血;如敷料与创面粘连,应用盐水棉球浸湿后轻柔揭去)	8	一项未做扣4分
	取下的敷料,有渗液的一面向上,置弯盘内,观察伤口分泌物颜色及闻分泌物气味	8	一项不符合要求扣4分
	用镊子夹取碘伏棉球由内向外呈环形或Z字形擦拭伤口周围皮肤2~3遍,避免拭入伤口内,消毒范围为创缘外2 cm范围	15	消毒方法不正确扣5分 消毒次数不正确扣5分 消毒面积不正确扣5分
	根据伤口深度及创面情况置入引流物	5	酌情扣分
	妥善包扎、固定	4	一项未做2分
	整理床单位,协助病人取舒适体位,交代注意事项	6	一项未做2分
	整理用物,洗手,记录	6	一项未做2分
综合评价(10分)	关爱病人,体现以病人为中心的服务理念	2	未能体现关爱病人扣3分
	操作熟练、流畅,严格执行无菌技术操作	4	操作不熟练扣2分 违反无菌原则扣2分
	准确,有效沟通	2	未有效沟通扣2分
	应答切题、流畅	2	回答不出扣2分 回答不完整扣1分

参 考 文 献

[1] 张莉.伤口造口病人的规范化护理[J].实用临床医药杂志,2018(20):75-77.

[2] 胡爱玲,郑美春,李伟娟.现代伤口与肠造口临床护理实践[M].北京:中国协和医科大学出版社,2010:391-412.

[3] 王玉珏.ARC换药流程在结直肠癌术后造口周围皮肤的应用研究[J].护士进修杂志,2017(14):58-60.

(陶方萍　朱　瑞)

第八节 造口护理技术

造口护理技术是指通过观察造口黏膜及其周围皮肤情况,保持造口周围皮肤清洁,积极预防造口并发症发生,同时帮助病人掌握正确护理造口的方法。

一、目的

1. 保持造口周围皮肤的清洁。
2. 评估病人造口的功能状况及心理接受程度。

二、核心操作步骤

1. 护士准备。
2. 环境准备。
3. 用物准备。
4. 病人评估:
（1）评估病人意识状态、情绪反应、合作程度、肠造口类型、造口的血运情况以及病人排便、排气情况。
（2）评估造口周围皮肤有无湿疹、充血、水泡、破溃等

1. 核对病人信息,向病人或家属解释造口护理的目的,评估造口的血运、周围皮肤情况。
2. 协助病人取平卧或半坐卧位(对于回肠造口,站在病人右侧操作;对于乙状结肠造口,站在病人左侧操作)。
3. 遮挡病人,暴露其造口部位,垫治疗巾,置垃圾袋于造口袋开口下方。检查造口袋是否完好,造口袋底盘是否有渗漏。
4. 左手固定造口周围皮肤,右手自上而下,轻轻撕除造口袋。初步清洁造口排泄物。用生理盐水棉球从外向内轻柔擦洗造口及周围皮肤,待干。
5. 用造口尺正确测量造口大小。根据造口大小,正确裁剪造口底盘,内径比造口大1~2 cm。根据情况,选择使用造口护肤粉及防漏膏。

6. 撕下造口袋保护纸,依造口位置自下而上粘贴,轻压内侧,再由内向外按压底盘(二件式造口袋,先粘贴底盘,再扣上造口袋)。夹上造口袋尾部封口夹

1. 处置用物。
2. 洗手,记录

三、注意事项

1. 护理过程中注意保护病人隐私,向病人详细讲解操作步骤,并教会病人观察造口黏膜的血运情况。

2. 撕离造口袋时注意保护病人皮肤,防止损伤皮肤。

3. 注意造口与伤口距离,保护伤口,防止污染伤口。

4. 贴造口袋前保证造口周围皮肤干燥,在周围皮肤上涂氧化锌软膏等,防止肠内容物直接与皮肤接触,刺激皮肤,发生炎症、糜烂。

5. 根据病人情况及造口大小选择适宜的造口袋。

6. 必要时,用弹性腰带固定人工肛门袋,当肛门袋内充满 1/3 的排泄物时,要及时更换。

四、评分细则及标准

表 5.8　造口护理技术操作评分细则及标准

项目	评分细则	分值	评分标准
操作前准备(20分)	护士准备:着装整洁,洗手,戴口罩	4	一项不符合要求扣 1 分
	环境准备:安静整洁,光线充足,温湿度适宜,私密性良好	4	一项不符合要求扣 1 分
	用物准备:换药碗、生理盐水、棉球数个、镊子(2把)、剪刀、一件式或二件式造口袋、造口测量尺、造口护肤粉、防漏膏、清洁手套、治疗巾	5	一项不符合要求扣 1 分

项目	评分细则	分值	评分标准
操作方法与程序（70分）	病人评估：评估病人意识状态、情绪反应、合作程度、排便情况、排气情况、肠造口类型、造口的血运情况，造口周围皮肤有无湿疹、充血、水泡、破溃等	7	未评估不得分 一项不符合要求扣1分
	携用物至床旁，洗手，核对病人信息，向病人或家属解释造口护理的目的	5	一项不符合要求扣1分
	协助病人取平卧或半坐卧位（对于回肠造口，站在病人右侧操作；对于乙状结肠造口，站在病人左侧操作）	5	不符合要求扣5分
	遮挡病人，暴露其造口部位，垫治疗巾，置垃圾袋于造口袋开口下方。检查造口袋是否完好，造口袋底盘是否有渗漏	10	一项不符合要求扣2分
	左手固定造口周围皮肤，右手自上而下轻轻撕除造口袋。初步清洁造口排泄物。用生理盐水棉球从外向内轻柔擦洗造口及周围皮肤，待干	15	一项不符合要求扣1分
	用造口尺正确测量造口大小。根据造口大小，正确裁剪造口底盘，内径比造口大1～2 cm。根据情况，选择造口护肤粉及防漏膏	10	一项不符合要求扣2分
	撕下造口袋保护纸，依造口位置自下而上粘贴，轻压内侧，再由内向外按压底盘。夹上造口袋尾部封口夹	10	一项不符合要求扣2分
	嘱病人静卧10～15 min后再起床活动	4	一项不符合要求扣2分
	洗手，记录	6	一项不符合要求扣1分
	造口护理过程中，爱伤观念强、保护病人隐私	5	一项不符合要求扣2分
综合评价（10分）	关爱病人，体现以病人为中心的服务理念	2	未能体现关爱病人扣2分
	操作熟练、流畅，严格执行无菌技术操作	4	操作不熟练扣2分 违反无菌原则扣2分
	准确、有效沟通	2	未有效沟通扣2分
	应答切题、流畅	2	回答不出扣2分 回答不完整扣1分

参 考 文 献

[1] 胡华琼,吴瑞勤,周梅荣,等.临床管道护理作业指导[M].武汉:华中科技大学出版社,2014.

[2] 伍淑文.外科置管护理操作流程[M].北京:人民军医出版社,2012.

（陶方萍　朱　瑞）

第九节　双下肢压力梯度治疗护理技术

双下肢压力梯度治疗护理技术（Treatment of Bilateral Lower Limb Gradiend Pressure）是通过多腔气囊有顺序地反复充气和放气,对肢体和组织施加周期性变化的压力,对肢体的远心端到肢体的近心端进行均匀有序的挤压,加速肢体静脉血流速度,减轻水肿,缓解因血液循环障碍所引起的疾病的一种护理技术。

一、目的

1. 促进血液和淋巴回流,改善肢体循环,消除肿胀。
2. 缓解肢体疼痛、麻木的症状。
3. 预防下肢深静脉血栓,防治下肢肌肉萎缩。
4. 预防和治疗糖尿病足和末梢神经炎病变。

二、核心操作步骤

1. 护士准备。
2. 环境准备。
3. 用物准备。
4. 病人评估:
（1）评估病人病情、意识。
（2）评估病人下肢肢体、皮肤情况:有无破溃、压疮、出血,有无下肢血管栓塞。
（3）评估病人心理状态、合作程度、需求

1. 核对病人信息,解释操作目的,取得配合。
2. 接通电源,打开气压治疗仪,根据病人病情选择合适模式、每个气囊腔室压力、运行时间,取合适体位。
3. 用一次性治疗巾包住病人下肢和脚,将气囊肢体套筒套在病人下肢上并固定,将套筒与气囊连接管连接,连接主机,如果双下肢一起治疗,按标志分别连接紧密。
4. 再次确认压力模式和各腔室压力值,打开开始键开始治疗,成人气囊压力设置为 45~150 mmHg,时间设置为 20~30 min。
5. 治疗过程中观察病人生命体征,清醒病人询问其感受,是否耐受压力,出现报警及时处理,定时巡视,保证气囊压力表工作正常。
6. 治疗结束后,先关闭仪器开关,再关电源。
7. 取下套筒,观察病人皮肤情况,协助病人取舒适卧位,整理床单元

1. 处置用物。
2. 洗手,记录

三、注意事项

1. 已经存在静脉血栓病人禁止行气压治疗。

2. 治疗前应检查设备是否完好和病人有无出血倾向。

3. 每次治疗前应检查患肢,若有尚未结痂的溃疡或压疮应隔离保护后再行治疗,若有新鲜出血伤口则应暂缓治疗。

4. 治疗过程中,应注意观察患肢的皮肤颜色、足背搏动情况,并询问病人的感觉,根据情况及时调节治疗压力。

5. 治疗过程中如病人出现麻痹、刺痛等不适应症状时及时停止治疗。

6. 对老年、血管弹性差者,治疗压力可从低值开始,治疗几次后逐渐增至所需的压力。

四、评分细则及标准

表 5.9　双下肢压力梯度治疗护理技术操作评分细则及标准

项目	评分细则	分值	评分标准
操作前准备（20分）	护士准备：着装整洁，洗手，戴口罩、帽子	4	一项不符合要求扣1分
	环境准备：安静整洁，光线充足	2	未评估环境扣2分
	用物准备：气压治疗仪（主机、气囊连接管、气囊肢体套筒、电源线）、一次性治疗巾、棉制隔离衣或护套	6	少一用物扣1分
	评估： (1) 评估病人病情、意识。 (2) 评估病人局部肢体、皮肤情况：有无破溃、压疮、出血情况，有无血管栓塞。 (3) 评估病人心理状态、合作程度、需求	8	少一项未评估扣1分
操作方法与程序（70分）	洗手	1	未洗手扣1分，洗手不规范扣0.5分
	携用物至病人床旁，核对病人信息，解释操作目的，取得配合	4	未核对病人信息、未解释操作目的扣2分 核对、解释不符合要求各扣1分
	接通电源，打开气压治疗仪，根据病人病情和体型选择合适模式、每个气囊腔室压力、运行时间	7	未选择合适模式和压力扣3分 模式、压力选择不符合要求扣2分
	取合适体位	2	未取合适体位不得分
	用一次性治疗巾包住病人下肢和脚，将气囊肢体套筒套在病人下肢上并固定，将套筒与气囊连接管连接，连接主机，如果双下肢一起治疗，按标示分别连接	12	套筒穿戴不符合要求扣2分 未用治疗巾扣2分 未连接主机扣2分
	再次确认压力模式和各腔室压力值，打开开关键开始治疗，成人气囊压力设置范围为 45～150 mmHg，时间设置为 20～30 min	8	未再次确认扣2分 未及时打开开关扣4分
	观察仪器运转情况，确认气囊压力充足、各气囊按顺序由远心端向近心端连续移动，定时巡视，出现报警及时处理	6	一项未观察扣2分
	治疗过程中观察病人生命体征，对于清醒病人询问病人感受，是否耐受压力，交代注意事项	8	一项未观察扣2分
	治疗结束后，先关闭仪器开关，再关电源	6	未关闭开关、电源各扣2分 关闭顺序错误扣2分

续表

项目	评分细则	分值	评分标准
	取下气囊肢体套筒,观察病人皮肤情况,协助病人取舒适卧位,整理床单位	6	未取压力带、未观察皮肤扣2分 未取舒适体位扣2分
	撤离气压治疗仪,整理整齐	4	未撤除、未整理各扣2分
	处置用物,气压治疗仪消毒备用,洗手,记录	6	用物处置不符合要求扣2分 未洗手、未记录各扣1分
综合评价(10分)	关爱病人,体现以病人为中心的服务理念	2	未能体现关爱病人扣2分
	操作熟练、流畅,严格执行无菌技术操作	4	操作不熟练扣2分 违反无菌原则扣2分
	准确、有效沟通	2	未有效沟通扣2分
	回答切题、流畅	2	回答不出扣2分 回答不完整扣1分

参 考 文 献

[1] 崔文耀,陈茂君.早期使用梯度压力袜对预防颅脑手术后下肢深静脉血栓形成的作用[J].成都医学院学报,2014(5).

[2] 杨辉.新编ICU常用护理操作指南[M].北京:人民卫生出版社,2016.

(白冬梅 朱 瑞)

第十节 保护性约束技术

保护性约束是指在医疗救护过程中,医护人员针对病人病情的特殊情况对其紧急实施的一种强制性的最大限度限制其行为活动的医疗保护措施。约束带是一种保护病人安全的装置,在治疗中用于固定有自伤或坠床危险的躁动病人身体某一部位,以限制其活动。

一、目的

1. 控制病人危险行为的发生,避免病人伤害他人或自伤。
2. 防止意识障碍、谵妄、躁动病人坠床。
3. 对治疗、护理不合作的病人实施本操作,以保证治疗得以实施。

二、核心操作步骤

1. 护士准备。
2. 环境准备。
3. 用物准备。
4. 病人评估：
(1) 评估病人病情、意识状态、肌肉和关节活动情况。
(2) 评估病人制动部位皮肤色泽、温度及完整性，配合程度，自理能力。
(3) 评估病人非制动部位的活动能力

1. 核对病人信息，告知病人及家属操作目的，签署约束同意书，取得配合。
2. 肩部约束法：将盖被拉至上腹部，套上肩部约束带，腋窝处垫棉垫，两袖筒上的细带在胸前打结固定，把两条较宽的长系带系于床头，松紧适宜，必要时将枕头横立于床头，整理盖被。
3. 膝部约束法：松开床尾盖被并上拉，露出膝部，将约束带横放在两膝关节处，垫棉垫，宽带下的两头带各固定一侧膝关节，两头带的结打于膝关节的外侧，将宽带的两端固定于两侧床缘，整理盖被。
4. 腕部和踝部约束法：暴露约束部位，双侧手腕部（肢体偏瘫者约束健侧）用约束带包裹手腕，轻拉约束带，松紧适度，以能放进1~2横指为宜，将约束带固定于两侧床缘，接头不能让病人控制（同法约束病人双踝部），整理盖被。
5. 交代注意事项，做好交接班，密切观察约束部位皮肤状况，注意观察肢体血运情况，定时松解

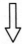

1. 处置用物。
2. 洗手，记录

三、注意事项

1. 病人存在异常兴奋躁动、毁物伤人、自杀自伤、治疗不合作等情况时，及时汇报医生，由医生下达约束医嘱，该医嘱为临时医嘱，24 h内有效。超过24 h需重新评估、下达医嘱。
2. 保护性约束属制动措施，时间不宜过长，每2 h重新评估病人，观察保护性约束具

使用效果,躁动改善时,及时解除约束。

3. 需较长时间约束者应密切观察约束部位的末梢循环情况以及约束带的松紧程度,定时更换约束部位,发现异常及时处理。

4. 约束方法要正确,约束在功能位,打结不宜过松或过紧,以能伸进 1～2 横指为宜。

5. 约束时应注意使约束的肢体处于功能位。

6. 对中、重度躁动病人,使用约束具时,遵医嘱适量使用镇静药物或抗精神药物,观察用药效果。

7. 约束期间随时观察病人的反应,做好心理护理。

8. 使用约束具后做好护理记录,记录约束类型、部位、开始及终止时间,及时记录约束部位血液循环状况,严格执行床边交接班。

四、评分细则及标准

表 5.10　保护性约束技术操作评分细则及标准

项目	评分细则	分值	评分标准
操作前准备（20 分）	护士准备:着装整洁,洗手,戴口罩、帽子	2	一项不符合要求扣 1 分
	环境准备:安静、整洁、安全	4	未评估环境扣 2 分 其余一项不符合要求扣 1 分
	用物准备:肩部约束带、腕部约束带（1 对）或约束手套（1 副）、踝部约束带（1 对）、膝部约束带、棉垫若干、约束具使用同意书	6	少一用物扣 1 分
	病人评估: (1) 评估病人病情、意识状态、肌肉和关节活动情况。 (2) 评估病人制动部位皮肤色泽、温度及完整性,配合程度,自理能力。 (3) 评估病人非制动部位的活动能力	8	少评估一项扣 1 分,扣完为止
操作方法与程序（70 分）	核对医嘱及病人信息,解释操作目的	4	未核对病人信息扣 2 分 未解释操作目的扣 2 分
	取得病人及家属合作,签署约束具使用同意书	4	未签署约束具使用同意书扣 4 分 漏签一处扣 1 分
	肩部约束：将盖被拉至上腹部,套上肩部约束带	4	未暴露约束部位扣 2 分 未按要求使用约束带扣 2 分
	肩部约束：腋窝处垫棉垫,两袖筒上的细带在胸前打结固定,把两条较宽的长系带系于床头,松紧适宜,必要时将枕头横立于床头	6	约束方法不正确扣 3 分 约束部位不正确扣 3 分
	整理盖被	2	未整理扣 2 分

第五章 基础护理监测技术

项目		评分细则	分值	评分标准
	膝部约束	松开床尾盖被并上拉,露出膝部	2	未暴露约束部位扣2分
		将约束带横放在两膝关节处,垫棉垫	2	未垫棉垫扣2分
		宽带下的两头带各固定一侧膝关节	2	不符合要求扣2分
		两头带的结打于膝关节的外侧	2	不符合要求扣2分
		将宽带的两端固定于两侧床缘,整理盖被	2	约束带固定不当扣1分 未整理盖被扣1分
	腕部和踝部约束	暴露约束部位:双侧手腕部(肢体偏瘫者约束健侧)	2	未暴露约束部位扣2分 约束偏瘫肢体扣1分
		用约束带包裹手腕,轻拉约束带,松紧适度,以能放进1~2横指为宜	4	约束方法不正确扣2分 过紧或过松扣2分
		将约束带固定于两侧床缘,接头不能让病人控制	4	约束带固定不当扣4分
		同法约束双踝部	10	扣分标准按腕部约束
	协助病人取舒适体位,整理床单位		4	未取舒适卧位扣2分 未整理床单位扣2分
	交代注意事项		3	未交代注意事项扣3分
	按要求处置用物		3	用物未处置或不符合规范扣3分
	洗手,记录(约束原因、方法和部位,起止、松解及间隔时间,全身和约束部位情况等)		5	未洗手扣2分 未记录扣3分 记录少一项扣1分
	做好交接班,密切观察约束部位皮肤状况,注意观察肢体血运,定时松解		5	未做好交班扣1分 未严密观察皮肤情况扣2分 未定时松解约束带扣2分
综合评价(10分)	病人暴露适度,体现以病人为中心的服务理念		2	未能体现关爱病人扣2分
	操作熟练、流畅		2	操作不熟练扣2分
	护患沟通有效,病人配合并接受约束措施的使用		2	沟通不够、病人不配合各扣1分
	约束带松紧适宜,病人肢体处于功能位		4	过松或过紧各扣2分 肢体未处于功能位扣2分

参 考 文 献

[1] 谌永毅,卿利敏,刘翔宇,等.JCI评审标准下住院病人保护性约束管理的实施[J].护理学杂志,2015,30(13):8-12
[2] 朱姝芹,庄晓艳,童孜蓉,等.构建规范化使用约束的流程体系[J].中国实用护理杂志,

2014(25).

[3] 徐燕,石卫琳,郎黎薇,等.减少ICU病人身体约束的循证护理实践[J].中华护理杂志,2019,54(1).

（彭雅琴　宋云凤）

第十一节　危重症病人院内转运技术

　　危重症病人院内转运是指各种危重病人经过初步处理,在病情相对稳定的情况下,为了明确诊断或得到在目前科室无法得到的专业治疗,在院内科室间转运的过程。危重症病人院内转运涉及病情、设备、转运人员等多个环节,转运风险普遍存在,可直接或间接造成不良事件的发生,甚至有危及病人生命的危险。有计划、有组织的转运过程能有效防范转运风险,降低不良事件的发生率,而院内转运作为ICU风险管理的重要部分,是危重症病人住院期间必不可少而又非常重要的环节。

一、目的

　　1. 加强对危重症病人的院内转运管理,使病人获得更好的诊治。

　　2. 确保危重症病人院内转运过程的安全,减少危重症病人院内转运不良事件的发生。

二、核心操作步骤

> 1. 转运人员准备。
> 2. 环境准备。
> 3. 用物准备。
> 4. 病人评估：
> （1）评估病人转运的必要性。
> （2）评估病人的意识状态、生命体征、用药情况、呼吸系统及循环系统需要的支持措施、引流管情况、输液通路情况、转运时间、转运途中可能存在或潜在的问题。
> （3）与病人及家属沟通：告知转运目的、重要性及风险,获取家属的知情同意及配合。
> （4）评估病人心理状态、合作程度、需求。
> （5）接收方准备：告知接收方病人的病情、生命体征及预计到达时间等情况,使其做好接收病人的准备

1. 核对转运医嘱及病人信息,解释操作目的,取得配合。
2. 取安全、舒适体位。
3. 将转运设备(转运监护仪、呼吸机、氧气筒、输液注射泵等)与病人正确连接,按规范摆放各仪器设备、观察仪器运行的效果。
4. 转运前再次评估病情,检查各种管路及引流并固定妥当,确保通畅,尽量在病人病情稳定的情况下转运。
5. 转运过程中护士站于病人床头,持续动态监测病人的生命体征、意识状态,保持病人原有的静脉治疗继续进行,各引流管及呼吸道通畅,及时清除气道分泌物。
6. 转运过程中仪器处于安全位置,保证各仪器正常工作;保证转运路径顺畅,及时应对转运途中的突发情况,力争在最短时间内到达转运目的地。
7. 到达转运目的地,正确搬运病人,再次评估病情,检查各管路连接的有效性,避免牵拉松脱,保证引流及输液通畅。
8. 与相关科室详细交接病人目前存在的问题、用药情况、各管路及引流情况、病历资料等

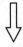

1. 处置用物。
2. 洗手,记录

三、注意事项

1. 转运前明确转运目的,评估转运的风险及必要性,确保家属已获悉转运风险、获取知情同意并签字。

2. 转运前评估氧气储备足够全程所需并富余 30 min 以上,机械通气病人确认导管的深度、气囊压力、导管固定情况,检查转运呼吸机维持工作的时间(备好呼吸机替代用的简易呼吸囊),检查其他各仪器的电池维持时间,确保其正常工作。

3. 转运医护人员熟知转运仪器的性能,各项操作熟练,能够应对转运途中的突发情况。

4. 转运仪器须按规范放置,防止病人及医护人员被仪器砸伤;同时,在转运途中也要注意行人安全,避免意外事件。

5. 转运过程中护士须站于病人头侧,持续动态监测病人的意识、面色、呼吸及监护仪生命体征,及时发现病人的病情变化。

6. 转运过程中确保病人管道固定良好,避免管道滑脱,注意观察引流液颜色、性质、量;确保静脉输液通畅,以便转运时不间断治疗及抢救时用药。

7. 根据病人的意识及镇静镇痛评分适当约束病人,并注意保护病人肢体。

8. 不同的病人采取不同的体位,查看体位是否合适、舒适并为病人做好保暖措施,在上下坡时始终保持头高位。

9. 传染性疾病及多重耐药菌感染的重症病人在转运过程中还需遵守传染性疾病及多重耐药菌防控的相关规定和原则。

四、操作评分细则及标准

表 5.11　危重症病人院内转运技术操作评分细则及标准

项目	评分细则	分值	评分标准
操作前准备(26分)	转运人员准备:根据病人评估情况配备相应层级医护人员,团队内部进行沟通,明确职责、互相配合	2	医生、护士层级不匹配各扣1分
	环境准备:安静、整洁、光线充足,无不安全因素,适宜操作	2	未评估环境扣2分 一项不符合要求扣0.5分
	用物准备:根据病人的病情选择所需的转运仪器及药品。 仪器:转运监护仪、转运呼吸机、氧气筒、便携式吸引器、AED除颤仪、转运急救箱(箱内备简易呼吸囊、口咽通气道、一次性吸痰包、50 mL 注射器、20 mL 注射器、5 mL 注射器、插管用物、无菌纱布、棉签、砂轮、消毒液、输液皮条)。 药品:肾上腺素、去甲肾上腺素、胺碘酮、多巴胺、咪达唑仑、阿托品、利多卡因、生理盐水、20%甘露醇	10	根据病人的病情配备相应的仪器及药品,少一项用物扣0.5分,扣完为止
	病人评估: 1. 评估病人转运的必要性。 2. 评估病人的意识状态、生命体征、用药情况、呼吸系统及循环系统需要的支持措施、引流管情况、输液通路情况、转运时间、转运途中可能存在或潜在的问题。 3. 与病人及家属沟通:告知转运目的、重要性及风险,获取家属的知情同意及配合。 4. 评估病人心理状态、合作程度、需求	10	未评估意识状态、生命体征、呼吸系统及循环系统支持措施、引流管情况、输液通路情况、转运时间各扣1分 未评估转运途中可能存在或潜在的问题扣0.5分 未告知转运风险、未获取家属的知情同意及配合扣1分 其余一项未评估扣0.5分

项目	评分细则	分值	评分标准
	接收方准备:告知接收方病人的病情、生命体征及预计到达时间等情况,使其做好接收病人的准备	2	未告知接收方提前做准备扣1分 未通知转运途中相关部门(如电梯管理部门等)扣1分
操作方法与程序(64分)	携用物至病人床旁,核对病人信息,解释操作目的,取得配合	4	未核对病人信息、未解释操作目的各扣2分 核对、解释不符合要求各扣1分
	根据病情为病人取安全、舒适体位	2	未根据病情为病人取安全、舒适体位扣2分
	将转运仪器(转运监护仪、转运呼吸机、氧气筒及其他各转运仪器)与病人正确连接,检查导线及仪器管路连接的紧密性;合理摆放各仪器设备	8	一项连接不正确扣2分 未检查各连接的紧密性扣2分 未合理摆放仪器扣2分
	妥善固定各导管及引流管,保持输液及引流通畅	4	一项不符要求扣2分
	再次评估病人的病情及生命体征,确保病人病情平稳后开始转运	4	未再次评估病情者扣4分
	转运过程中,持续、动态地监测病人的生命体征及意识状态	4	一项不符合要求扣2分
	转运过程中,保持病人呼吸道通畅,及时清除气道内的分泌物(无人工气道者头偏向一侧,防止窒息和误吸)	6	未保持病人呼吸道通畅扣6分 清除分泌物不规范扣3分
	保持各引流管引流通畅,紧密连接。 保证输液管道通畅,药物输入匀速,保持治疗持续、有效地进行	6	未保持引流通畅扣3分 引流液少观察一项扣1分 其余一项不符合要求扣1分
	转运过程中保证仪器处于正常工作状态,仪器摆放安全	4	仪器位置不合理扣1分 未处于工作状态扣3分
	到达转运目的地,正确搬运病人,再次评估病人病情,检查各管路连接的有效性,避免牵拉松脱	8	搬运病人不正确扣4分 搬运后未评估病情扣2分 未检查各管路情况扣2分
	转运护士和接收方详细交接病人的病情	8	交接内容中病人病情、生命体征、各管路及引流情况、用药情况少交接一项扣2分
	整理床单位,协助病人取舒适体位	2	一项不符合要求扣1分
	按规范处置用物,洗手,记录	4	用物处置不规范扣2分 未洗手、未记录各扣1分

项目	评分细则	分值	评分标准
综合评价（10分）	关爱病人，体现以病人为中心	2	未能体现关爱病人扣2分
	整个转运操作安全、快速、有效、规范，体现出应对及处理突发事件的能力	5	未体现安全、快速、有效、规范各扣1分 缺乏应急能力扣1分
	转运中各项操作熟练、流畅	1	操作不熟练扣1分
	应答切题、流畅	2	回答不出扣2分 回答不完整扣1分

参 考 文 献

［1］ 邵欣,韩媛媛,关欣.优化ICU危重病人院内安全转运流程的实践探索［J］.中国护理管理,2018(9).

［2］ 徐军,朱华栋,于学忠,等.急诊危重症病人院内转运共识:标准化分级转运方案［J］.中华急诊医学杂志,2017,26(5):512-516.

［3］ 陈岚,郑寒,叶向红,等.急诊病人院内转运的风险与影响因素研究［J］.中国护理管理,2018(9).

［4］ QUENOT J P,MILÉSI C,CRAVOISY A,et al. Intrahospital transport of critically ill patients（excluding newborns）recommendations of the société de réanimation de langue française（SRLF）, the société française d'anesthésie et de réanimation（SFAR）, and the société française de médecine d'urgence（SFMU）［J］. Annals of Intensive Care,2012,2(1).

（徐凤玲　宋云凤）